U0010388

駕馭大腸激躁症

腸躁症的你也能好好吃飯生活

Managing IBS

麗莎·達斯醫師（Dr. Lisa Das） 著

游懿萱 譯

晨星出版

獻給我的父母，「我愛你們」。
你們讓主動聆聽充滿了神奇的樂趣，
現在我才明白這也是一種愛的表現。

獻給那些不斷對磚牆和障礙物說話的人，
不要只是被聽見，而是要選擇被了解。

To my mum & dad, 'Ami Tomake Bhalobashi.'
You instilled the magical pleasure of active listening,
which I realize now is also an act of love.

And to those who have spoken endlessly to brick walls and
barriers, don't simply be heard – choose to be understood.

目　錄
CONTENTS

前言
什麼是大腸激躁症？

我們都認為生活品質很重要。但提到大腸激躁症（irritable bowel syndrome, IBS）的時候，卻經常忘了這點。

大腸激躁症是慢性疾病，往往也是衰弱疾病（debilitating disorder），目前已知影響全球10%左右的人（這個比例在世界各地可能有所不同）。無論年齡、性別、種族、社經地位為何，都可能罹患這種疾病，只不過全世界女性罹病的機率是男性的兩倍，只有印度例外，該國的男性罹病率高於女性。

那些罹病者經常遭到各種症狀的折磨，在接受適當治療之前，往往必須忍受疼痛、不適、尷尬。身為腸胃科主治醫師，我曾看過病人在沒有醫師建議的狀況下嘗試採用限制性飲食法，或是花錢進行昂貴的檢驗，購買昂貴的健康食品，最後卻仍然無效。也有些人去找「Google醫師」，在大量搜尋網路上的資訊之後，最後得到了令人困惑且矛盾的資訊。等到他們真的去就醫時，也經常會多次求診而徒勞無功，輾轉就醫後才能得到確切的診斷。

即使到了那時候，大腸激躁症的診斷本身也相當令人困

惑。這種病症沒有特定的病因,普遍被視為「功能性問題」,所以也不是透過一項檢驗或是醫療程序就能夠現形。病症的類型與嚴重程度因人而異,而且同一個人的情形也會在經過一段時間之後改變。這種疾病沒有單一標準治療方式。對某些患者來說,這點可能令他們感到相當挫折,認為醫師沒有仔細聆聽他們的陳述,就用一個籠統的大腸激躁症來打發他們。

你很可能已經和消化道問題奮鬥一段時間了,或是最近才確診為大腸激躁症。或許你有朋友或家人正受到這個疾病的侵擾。無論什麼原因讓你決定拿起本書,我都會帶你了解有關大腸激躁症中你必須知道的事,包括:

- **消化系統的運作方式**,以及在健康的腸道當中,大腦和腸道微生物群基因體(microbiome)所扮演的角色。
- **大腸激躁症的主要症狀與類型**—以及你絕對不應忽略的警訊症狀。
- **如何在就醫時獲得最大效益**
- **關於排便**,所有你想知道的事—但卻羞於啟齒、難以開口詢問。

還有,很重要的一點,是我們會把重點放在各種策略

上，教你如何有效處理症狀，達到最重要的良好生活品質，例如藥品、飲食、運動、心理治療等等。

　　大腸激躁症是會讓人感覺被孤立的疾病，但你當然不會孤立無援。其實大腸激躁症顯然只是冰山一角，多數有大腸激躁症的人只是還沒被診斷出來而已。這也就是為何你會看到不同年齡、不同症狀患者的故事，看到他們在接受適當的療法之後，重新奪回對生活的掌控權。

　　在罹患大腸激躁症的情況下，確實有可能過著開心充實的生活，我會告訴你該怎麼做。本書讓你能夠更深入地檢視大腸激躁症，讓你能夠更了解自己的身體，掌控自己的健康與治療方式。給自己力量並且接受診斷結果，非常有助於改善生活品質。

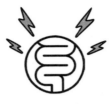

第 1 章
了解我們的消化系統
與大腸激躁症

「正常」的消化系統應該是什麼樣子？

病人常常會跟我說：「我覺得我消化不良。」或是「我覺得腸胃道有個地方怪怪的。」這種感受有可能是噁心、火燒心，或是看見糞便當中有食物殘渣。

在我們仔細說明大腸激躁症之前，應該先退一步了解消化系統的基本原理。在更深入認識這個複雜的過程之後，能讓你了解為何某些程序會發生問題，造成大腸激躁症的症狀。在本章當中，我也會概略說明什麼是大腸激躁症，並且告訴你為何這是個「真正」的診斷。我們也會先來看看過去十年來有關大腸激躁症的知識，以及為何對大腸激躁症與其他以病徵定義的病症來說，現在是個令人振奮的時刻。

消化系統的運作方式

身體透過我們攝取的食物獲得能量，讓我們能夠生長與

修復。

　　消化就是幫助我們從食物當中萃取所需養份的過程。大型不溶於水的食物分子，會被分解為較小且可溶於水的分子，才能更容易被身體吸收，並進入血液當中。消化同時是物理與化學的過程。所謂物理過程，指的是食物在腸胃道當中藉由肌肉收縮的方式被分解，化學過程指的是多種消化酵素會將食物分解成身體能夠利用的小分子。

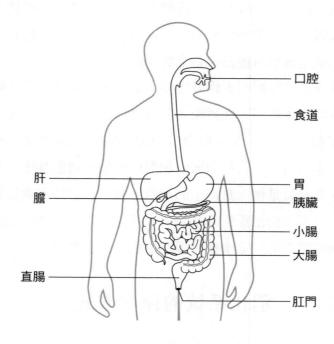

口腔

食道

肝
膽

胃
胰臟
小腸
大腸

直腸

肛門

消化系統

　　這個過程不是僅由一個器官負責，而是許多器官共同合作的結果。我會選擇成為腸胃科醫師，是因為腸胃道當中具有多種不同的器官，每個器官會進行不同的程序，並且天生就與大腦相互連結，這些都讓我深深著迷，而最後一點，是近幾年我們才完全明白的。

什麼是消化系統？

　　我們的消化系統極為複雜，有著獨特的設計，而且由腸胃道、肝臟、胰臟、膽囊以複雜的方式結合。請把消化道想像成身體的引擎室，當中存放著我們的「第二個大腦」（參見本章〈大腸激躁症診斷〉）。

　　腸胃道是由多個器官組成又長又多彎的長型系統管道，從口腔延伸至肛門。這個管道從口腔開始，接著往下，一路經過食道、胃、小腸、大腸（又稱為結腸）、直腸直至肛門，糞便會經由此處排出體外。

　　我們腸道的微生物群基因體是由數兆個微生物所組成，包含了腸胃道當中的細菌、病毒、寄生蟲（參見第六章），這些也會幫助消化。大腦和腸神經也與消化息息相關，輸送到腸道的血液也是。

　　消化系統的其他器官還包含了肝臟、胰臟、膽囊。消化

系統當中的所有器官與荷爾蒙、神經、細菌、血液供給都會
密切合作，讓我們日常攝入的食物與液體能夠順利消化，並
作為身體的能量，用來讓細胞生長與修復。

我們從最上方開始，來檢視九彎十八拐的消化系統，以
及各部分扮演的重要角色。一般而言，這段旅程從頭到尾長
達9公尺（30英尺）。

- **口腔**：消化從這裡為起點，從你吃下第一口餐點開
  始。我們透過咀嚼將食物分解成小塊，變得較容易消
  化，同時讓食物在和唾液混合之後，開始進行消化的
  程序。你吞下食物的時候，舌頭會將食物推入喉嚨當
  中。有個稱為會厭軟骨的小蓋子會蓋住氣道，避免我
  們嗆到，食物就能順利進入食道當中。
- **食道**：這是由肌肉組成的管道，從咽喉延伸到胃。大
  腦會傳送訊號給食道的肌肉，藉由波浪狀的肌肉收縮
  蠕動讓食物通過食道。之後，食物向下移動至下食道
  括約肌，這是一種類似環狀的肌肉，可以放鬆打開，
  以便食物進入胃中。同時，也是作為阻止食物逆流到
  食道的瓣膜。
- **胃**：這是一個有著大容量的中空器官，四周是強而有
  力且有效率的肌肉壁。透過一連串的肌肉收縮，也就

是研磨的過程來混合食物，將食物愈磨愈小塊，在胃酸與酵素的幫助下，繼續分解食物。在食物準備離開胃的時候，已經變成了液態或是糊狀的質地，稱為食糜。這些則會通過另外一道括約肌，稱為幽門，接著進入小腸當中。

- **小腸**：是一條非常長的管道，位於腹部中央，長度超過7公尺（23英尺），小腸是腸胃道中最長的部分，由三個部分組成，分別是十二指腸、空腸、迴腸。

  十二指腸利用胰臟分泌的酵素和肝臟分泌的膽汁，繼續進行分解食物的程序。膽汁通常儲存在膽囊當中，是一種能夠消化脂肪，去除血液中廢棄物的液體。

  空腸與迴腸主要負責吸收養分，輸送到血液當中。小腸的肌肉會將食物與消化液混合，將混合液向前推進，進行接下來的消化程序。隨著腸道不斷蠕動，消化過程剩下的廢棄物質就會進入大腸當中。

- **大腸（結腸）**：這是個1.8公尺（6英尺）的肌肉管道，讓消化過程中殘餘的廢棄物（也就是糞便）以蠕動的方式通過。糞便是由未消化的食物殘渣、液體、細菌、老舊的消化道內壁細胞所組成。這些一開始是液體，在通過大腸的過程當中，水份被排除之後，逐

漸變成固體。細菌在其中扮演了重要的角色，例如合成不同的維生素，處理廢棄產物與食物粒子，保護人體，讓人體不會受到有害細菌的傷害。

- **直腸：** 直腸的英文名稱是rectum，也就是拉丁文「直」的意思，位於大腸尾端，也就是儲存糞便的地方。直腸讓我們知道有糞便需要排出，並且在我們找到適當的地方排便之前，會先儲存糞便。

- **肛門：** 肛門是腸胃道的最後一個部分，是一個複雜的結構，由骨盆底肌與兩片肛門括約肌組成（內部與外部肌肉）。

　　肛門上方的內壁能夠偵測直腸的儲存量與型態，是液體、氣體或是固體。骨盆底肌與直腸及肛門形成一個角度，讓糞便不會排出，肛門括約肌則負責控制糞便。例如，在我們睡著或是沒有意識到糞便的存在時，肛門內括約肌就會讓我們停止排便。內括約肌的神經偵測器會傳送訊息到大腦，讓大腦決定當下是否為排便的最佳時機。

　　如果是，括約肌就會鬆弛，讓直腸收縮，進行排便。如果大腦認為時機不恰當，外括約肌就會收縮，抑制排便，糞便就會停留在直腸當中，直到你能夠去廁所為止。

在消化道當中扮演重要角色的其他器官還包括：

- **胰臟**：為橢圓形的腺體，位於腹部中央上方，會分泌
  酵素注入小腸當中。這些酵素能夠分解我們攝取的食
  物中的蛋白質、脂肪、碳水化合物。
- **肝臟**：是體積較大且扎實的器官，位於腹部右側的肋
  骨下方，在消化系統的兩項主要功能是製造與分泌膽
  汁，並且針對來自小腸且帶有養分的血液進行淨化與
  解毒。
- **膽囊**：這是一個珍珠狀的囊袋，位於肝臟正下方，負
  責儲存肝臟製造的膽汁。膽囊會在進食的同時收縮，
  將膽汁送入小腸當中，讓小腸能夠吸收養分。

在我們了解腸胃道與更大的消化系統如何運作之後，就
讓我們一起來看看常見的大腸激躁症有哪些症狀。

什麼是大腸激躁症？

大腸激躁症會造成腹部疼痛與排便習慣的改變。這是一
種症候群，而非單一疾病，因此可能表現的病徵相當多元，
出現的類型與嚴重程度會因人而異。除了腹部疼痛，還可能
會造成：

- 腹瀉
- 便祕
- 腹部膨大
- 用力排便
- 感覺糞便無法排空
- 突然想如廁
- 糞便上出現黏液
- 因為飲食造成症狀惡化

另外，脹氣也是常見的症狀，但卻不是診斷大腸激躁症時的必要條件。

布里斯托大便分類法（The Bristol Stool Chart）是用來區分糞便型態的醫學指引。專業醫療人員討論大腸激躁症的診斷時，經常會提到這項分類法，這也是和醫師討論症狀時的實用參考工具。每個人的糞便型態會有些微不同，也會因為攝取的飲食而有所改變。

布里斯托大便分類法

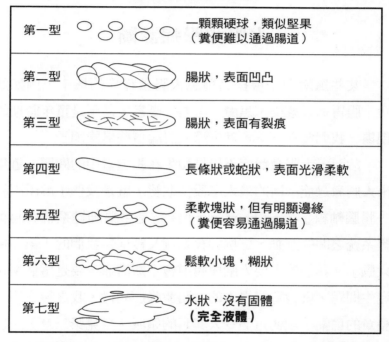

第一型	一顆顆硬球，類似堅果（糞便難以通過腸道）
第二型	腸狀，表面凹凸
第三型	腸狀，表面有裂痕
第四型	長條狀或蛇狀，表面光滑柔軟
第五型	柔軟塊狀，但有明顯邊緣（糞便容易通過腸道）
第六型	鬆軟小塊，糊狀
第七型	水狀，沒有固體**（完全液體）**

S. J. 路易斯（S. J. Lewis）與K. W. 希頓（K. W. Heaton）（1997），〈糞便型態量表作為糞便通過腸道時間的實用指南〉，《北歐腸胃病學期刊》(32)，920-24頁。

正常的糞便（表格中的第三型與第四型）相當柔軟，很容易就能通過腸道。較硬的糞便（第一、二型）往往表示有便祕的情形，而五、六、七型則意味著腹瀉。

大腸激躁症診斷

某些風險因子會提高罹患大腸激躁症的機率，例如飲食、腸胃炎等感染、焦慮、壓力、憂鬱，甚至是童年時期的創傷。我們會在下一章當中深入討論這些風險因子。

然而，大腸激躁症不僅是發生在腸道當中的問題。近年來大腸激躁症診斷的最大階段性改變，就是我們了解所謂的「腸腦軸線」（gut-brain axis）。這是中樞神經系統與腸神經系統之間的互動，這個神經系統又被稱為我們的「第二個大腦」。我們的主要大腦與腸道會不斷溝通，要是這個系統發生問題，就會造成擾人的大腸激躁症病徵。我之後會用一整章的篇幅，說明這個令人興奮的領域（參見第三章）。在我們了解這點對大腸激躁症有何影響之後，便希望能夠藉此催生未來的新療法。

為什麼不易得到適當的診斷？

令人難過的是，研究報告顯示，要確切診斷出大腸激躁症，平均要花上四年的時間。實際上，我的許多病人在來找我之前，看過三、四位醫師的情形也所在多有。

因為大腸激躁症屬於功能障礙（腸胃道運作的功能），而不是結構性或是生理問題，無論進行血液檢驗、糞便檢驗、影像掃描以及更多侵入性的攝影檢查，例如內視鏡或是大腸鏡（參見第四章〈發炎性腸道疾病〉），都會得到「正常」的結果。從過去到現在，那些功能性症狀（也就是沒有實體原因造成的症狀）通常都會遭到忽視：醫生會針對他們的症狀進行檢查，但在拿到檢驗報告發現一切正常後，醫生就幫不上什麼忙，不會進一步了解或處理他們的症狀。

蘿拉，22 歲

蘿拉是法律系的畢業生，她的腸胃十分敏感。小時候，大人餵她吃黑棗，幫助她能順利排便。大學時，她一天要喝好幾杯咖啡，抽上幾根菸，才能維持「正常」運作。她尋求家庭醫師的協助，醫師診斷出她有大腸激躁

症，要她服用成藥來減輕胃痛，並且在飲食當中多攝取纖維素，才能維持正常排便。

雖然她按照醫師說的去做，但卻發現這些卻會讓她的症狀惡化，於是改喝花草茶。過去一年來因為學校考試很多，讓她壓力特別大，因此蘿拉經常胃痛。她的糞便變得更堅硬，更難排出，現在一星期只能排便兩次，即使順利排便，經常也是像「兔子的便便」一樣呈顆粒狀。

蘿拉找到新工作，開始在律師事務所上班後，每天都必須穿套裝。但由於她在用餐之後，肚子會馬上脹起來，因此在上班時間她不敢吃東西，擔心同事或客戶發現。那種疼痛與尷尬嚴重影響了她的生活，也不知該如何處理自己的症狀。

蘿拉來找我的時候，我們討論了她的日常作息。她跟我說她經常想去上廁所，但是忙到沒時間去。我們也檢視了她攝取的食物，只有在店裡買的沙拉，並經常在趕時間的狀況下吃完，然後因為她到了晚上往往飢腸轆轆，只好吃那些不易消化的晚餐，吃完之後就出現脹氣的問題，讓她相當難受，輾轉難眠。

很有趣的一件事是蘿拉也跟我說她有三個姐妹，她們同樣有腸胃問題，她媽媽和阿姨則有便祕的問題。在我們對話的過程當中，蘿拉突然發現她家族裡的人都有類似的症狀。

我們討論了一些利用成藥治療的方式，她嘗試了幾個月。我也建議她停止攝取非水溶性纖維，因為這樣做經常會讓大腸激躁症的患者出現難受的症狀。幾個月之後，蘿拉的問題終於有所改善。她不再刻意忽視便意，在身體讓她有這種感受時就會馬上去廁所。她也喝更多水，吃得比較規律（特別是吃水果），症狀就慢慢地持續減少。

為何完整討論症狀很重要？

大腸激躁症是所謂的「正面診斷」，也就是透過有關症狀、完整的病史與檢驗的討論之後才能夠診斷的病症。

要完全排除其他病因，可能還是需要進行一些檢驗。這些檢驗包括驗血，檢查是否有乳糜瀉或甲狀腺疾病，因為這些疾病也可能會造成類似的症狀。另外也常會進行糞便採樣檢查，確認是否有腸道發炎感染的疾病。

如何診斷出大腸激躁症？

成立於 1980 年代的羅馬基金會（The Rome Foundation）是由一群全球各地的專家組成，致力於改善功能性腸胃道疾

病的診斷與治療。這個基金會讓這些疾病得以正名，其中最重要的就是擬定大腸激躁症等疾病的診斷標準，也就是所謂的羅馬準則，供專業醫療人員參考。隨著醫療界對大腸激躁症的了解日益增加，這個準則也不斷修正。現在他們的第四版，也就是羅馬準則Ⅳ（Rome IV Criteria），是在2016年發布的。

羅馬準則Ⅳ應奠基於完整的病史之上，將大腸激躁症定義為：

- **反覆出現的腹部疼痛**，在過去三個月當中，平均每週至少有一天出現疼痛的情形，並且伴隨下列**至少兩項**的症狀：
- 排便的症狀有所改善或惡化
- 排便頻率改變
- 糞便的型態（外觀）改變

準則當中也提到，症狀需在至少六個月前開始。醫師也應該能透過利用羅馬準則Ⅳ以及有限的幾種測驗來診斷大腸激躁症。如果出現任何警示的症狀，例如出血或是突然體重減輕，很可能是其他問題，那麼（也只有在這時候）才會請病人接受更多侵入性檢查。

羅馬準則Ⅳ的另一項關鍵改變，是功能性腸胃道疾病現

在已知為「腸腦互動問題」（disorders of gut-brain interaction, DGBI），反映了我們更深入地認識了腸腦軸線。功能性症狀是由病人發覺的身體異常經歷，不同症狀的持續出現構成了症候群。雖然「功能性」一詞長期以來都是醫學名詞，近年來他們想要停用這個詞彙，因為可能會造成污名化的問題。此外，在了解較新的大腸激躁症潛在機轉之後，將之歸類為腸腦互動問題就更有意義了。

現在我們對於大腸激躁症的了解相當令人振奮：研究人員專注在找出血液、糞便、其他組織當中的生物標記，希望能夠有助於診斷大腸激躁症。研究仍在持續進行中，我們對於大腸激躁症的了解也正在進步當中，以期找出可能的治療方式，減輕大腸激躁症患者的症狀，同時提升生活品質。

大腸激躁症的亞型

大腸激躁症根據患者主要經歷的症狀，可以分為下列的亞型。這些亞型分別為：

- IBS-C：患者主要的問題為便祕
- IBS-D：患者主要的問題為腹瀉
- IBS-M：混合型，也就是患者可能兩種問題都有
- 無法分類的大腸激躁症：患者符合大腸激躁症的診斷標準，但無法確切分入上述的任一種亞型。

然而這些亞型的問題在於症狀並非永遠維持一致，實際上，過一段時間症狀可能有所改變。我們現在朝向不要那麼注重亞型的症狀，而是進行完整的臨床評估，找出造成主要症狀的原因。我相信這是正面的進步，有助於讓我們針對個人進行量身定制的治療，增進患者的滿意度以及生活品質。

大腸激躁症的衝擊以及
為什麼必須正視這點？

大腸激躁症的診斷與處理都充滿了困難與挫折，對患者與醫師來說都是。

雖然大腸激躁症並非「疾病」，卻會讓人非常受挫。對患者來說，這些症狀非常真實。大多數的大腸激躁症患者都會在沒有尋求醫療協助的狀況下自行處理症狀，但那些出現中等到嚴重症狀且決定求助家庭醫師的患者，最後會被轉介到腸胃專科，而他們的生活水準都已經大幅降低了。

有一份研究顯示，大部分的患者願意放棄10-15年的壽

命來換取治癒症狀的機會。[1]另一份研究報告顯示，假如有藥物能夠治癒症狀，那麼有些大腸激躁症患者願意接受 1%的猝死風險。[2]

　　這些驚人的發現說明了為何我們必須正視大腸激躁症，這一切都從醫病關係開始。

　　一切都在改善當中，但其他一些院內的醫師對於大腸激躁症興趣缺缺，實在讓我感到既驚訝又惱怒。大腸激躁症看起來確實不像癌症或發炎腸道疾病那樣有著「迷人的因素」，但上述兩者都有著相同的症狀。

　　有史以來，醫學界存在著對大腸激躁症的偏見，這源自於有關「器官」與「功能」的普遍錯誤偏見。只因為大腸激躁症無法用簡單的檢驗來說明，並不代表這不值得醫師花時間。這些年來，我的病人跟我說了不少他們在尋求協助時受挫的經驗。「那些都是你想出來的。」一位男士聽到的說法

1　C. Canavan et al. (2014),　'Review article: The economic impact of the irritable bowel syndrome'，*Alimentary Pharmacology and Therapeutics*, 40 (9), pp.1023–34, doi.org/10.1111/apt.12938

2　S. L. Shah et al. (2021),　'Patients With Irritable Bowel Syndrome Are Willing to Take Substantial Medication Risks for Symptom Relief',　*Clinical Gastroenterology and Hepatology: The Official Clinical Practice Journal of the American Gastroenterological Association*, 19 (1), pp.80–86, doi.org/10.1016/j.cgh.2020.04.003

正是如此。「你是女性，承受了壓力——你只是得到大腸激躁症而已。」這是另外一位患者聽到的。還有一種說法是「你需要去看心理醫師。」

　　許多內科醫師承認在無法明確判定大腸激躁症，並且缺乏可供選擇的治療方式時，會感到相當挫折。幸好我們對大腸激躁症的了解愈來愈多，尤其在腸道微生物群基因體方面的研究更是迅速增加當中。我們現在的治療錦囊也比過去幾年有更多選擇。

　　身為醫院當中的醫師，我們必須面臨日益增加的時間壓力，在短暫看診的時間中必須看更多病人，因此也損害了醫病關係。證據顯示許多大腸激躁症的患者對於接受到的醫療照護感到不滿意：他們感到易怒、孤立、悲傷，對醫師、接收到的資訊、醫療照護系統整體都感到不滿。

　　良好且具有支持力的醫病關係所帶來的療癒效果，不亞於治療本身。患者需要也應該感受到有人聆聽他們說的話，以及自己的症狀得到確認。正面的關係對病人與醫師都有許多好處，雙方都會對持續的關係感到滿意，病人也比較容易遵守用藥與治療計畫。

　　我們的醫療訓練多半著重於治療疾病，但許多醫師喜歡藉由觀察患者的症狀與表述，進行全面的治療。只要提升醫病之間的信任，就能以更有效的方式治療大腸激躁症。

大腸激躁症對人類帶來的經濟衝擊

　　檢查與治療大腸激躁症所費不貲：光是英國本身，每年的支出約在 4500 萬到 2 億英鎊之間，美國的話則是每年 15 億美元到 100 億美元。這些已經扣掉了處方藥以及成藥的費用。

　　整體來看，英國每年用來治療與照顧每個大腸激躁症患者的費用平均約為 90 到 316 英鎊；美國則在 742 到 7547 美元，法國的費用則是 567 元到 862 歐元。在加拿大為 259 加幣；德國為 791 歐元；伊朗則是 92 美元。[3] 當然啦，還必須考量其他支出，因為大腸激躁症的患者常常因為症狀而無法工作。無論缺席（工作需要請假）或是出席（參與工作，但無法表現出最好的一面）都是如此。歐洲與加拿大的研究顯示，大腸激躁症患者當中，有 5～50% 的人因為症狀而需要請假。不過若想要完全了解大腸激躁症對經濟狀況造成的衝擊，還需要進一步研究罹病與失能福利使用的情形，以及對整個家庭造成的影響。

3　Canavan et al. (2014),　'Review article: The economic impact of the irritable bowel syndrome'

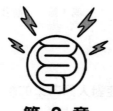

第 2 章
大腸激躁症的風險因子

在確診為大腸激躁症之前，許多患者花了許多時間，想找出造成症狀的病因。「是因為我吃的東西嗎？我在吃東西的時候應該避免某樣食物嗎？」「為什麼是我？」「為什麼這會發生在我身上？」這是病人經常問我的一些問題。

令人難過的是，有關大腸激躁症的答案往往不是很明確，我們也必須回顧過去許多個月，甚至好幾年，才能夠了解造成腸道問題的原因。儘管對大腸激躁症的研究已經持續了好幾十年，我們至今仍然無法完全了解這個問題，以及背後潛在的機轉。但我們確切知道的，就是大腸激躁症似乎是許多個人先天遺傳與外在因素共同造成的結果。

風險因子與重要觀念

在本章當中，我會帶你檢視各種容易可能造成大腸激躁症的風險因子或事件，包括了我們的基因、飲食、抗生素、壓力，以及過去出現過的感染，例如腸胃炎。我也會介紹腸

道微生物群基因體，這會改變我們對大腸激躁症的看法與治療方式。

風險因子 1：
大腸激躁症會在家族成員之間流傳嗎？

雖然我們對大腸激躁症與基因之間的關聯所知甚微，但確實某些家族中出現大腸激躁症的機率高於一般人，可說是具有家族群聚性。就像瑞秋的案例一樣（參見本章個案研究），我和病人談到家族病史時，他們通常會說自己的兄弟姐妹或是其他近親也有「胃的問題」或「腸胃不順」。

有份研究報告顯示罹患大腸激躁症的人當中，48%的患者的一等親也有出現相同的症狀。有些研究報告指出同卵雙胞胎罹患大腸激躁症的風險較高，有些研究報告則非如此，顯示環境因素在家族流行當中扮演了重要的角色。家族當中的成員，經常擁有相同的童年經驗，居住在同樣的環境當中，飲食方面也雷同。

希望未來人體基因組學的研究能夠不斷進步，透過研究人體基因、基因功能，以及其對生長發育與身體機能影響的這個學門，讓我們在將來能夠更了解基因在大腸激躁症中扮演的角色。

風險因子2：飲食

　　大腸激躁症與我們飲食有著複雜的連結。會引發大腸激躁症的症狀包含了高脂肪與高糖份的攝取，也就是典型的西方飲食，而東方文化當中出現的大腸激躁症，則與逐漸西化的飲食有關。

　　診斷的重要方式之一，是排除乳糜瀉疾病，也就是人體會對麩質出現反應，這種蛋白質出現在許多穀類當中，包含小麥、裸麥、二粒小麥、大麥等等。乳糜瀉疾病相當常見，影響的人多達1%，許多症狀也與大腸激躁症重疊，例如脹氣、腹部疼痛、腹瀉等等。要做出正確的診斷，有一點相當重要：乳糜瀉是人體在攝取麩質之後，免疫系統會攻擊腸道組織，造成小腸的損傷，以至於影響重要維他命與礦物質的吸收，造成潛在的長期併發症，例如骨質疏鬆症、貧血，以及增加小腸癌與淋巴癌的機率。要減少症狀與併發症的出現，必須終生遵行嚴格的無麩質飲食。

　　我經常跟自己的病人強調，除了乳糜瀉以外，我們實在找不出會造成大腸激躁症的特定飲食。但過去十年來，我發現愈來愈多患者會漸漸採用痛苦的排除式飲食法，到最後才來找我。這些患者不吃的不只有麩質。乳糖不耐症，也就是身體無法消化牛奶以及乳製品當中的其他乳糖，也是許多患

者會擔心的事。我近年來看過的幾位患者，自己斷定患有乳糖不耐症，因此在飲食當中完全排除乳製品，結果無法一概而論。

　　雖然罹患大腸激躁症的患者，也可能同時有乳糜瀉以及乳糖不耐症的問題，但真正產生食物過敏的成年患者約只有1%而已，因此能找出造成大腸激躁症症狀的單一飲食肇因並不常見。

　　請你在就醫之前，不要大規模限制飲食的品項。限制自己攝取食物的種類，可能會造成焦慮，改變你的微生物群基因體，影響腸道症狀的嚴重程度。均衡飲食是一件複雜的事，完全捨去整類食物，會影響的不只是消化系統而已。

為什麼無麩質飲食不見得能讓你改善症狀？

　　在英國，無麩質食品的市場高達43%，從2015年的4億7000萬英鎊，劇增至2020年的6億7300萬英鎊。這個數字凸顯了無麩質飲食從醫療上的需求，轉變為主流飲食的趨勢。

　　研究報告顯示，有23%的人沒有乳糜瀉的問題，卻購買了無麩質食品。為什麼呢？部分原因是由於他們相信無麩質食品多少「比較健康」。但無麩質食品並不一定是更適合你的東西。其實大部分

的無麩質點心都含有較多的脂肪、糖，和同類食品的熱量完全相同，更不要說價格高上許多了。

　　這裡傳達的訊息相當明確：如果你被診斷出罹患乳糜瀉，那麼採用無麩質的飲食是維生的必要措施。若非如此，那麼就請你跳過商店中「無○○食品」的走道吧！

風險因子3：
腸道微生物群基因體的干擾

　　微生物群基因體是個集合名詞，指的是寄居與活躍於我們體內的幾兆個生物體，例如細菌、病毒、真菌等等。這類生物體，絕大多數位於腸道當中，由於過去十五年來的突破性研究，我們得知腸道微生物群基因體在我們整體健康當中扮演了重要的角色，例如新陳代謝、免疫功能、疾病預防等等。

　　有愈來愈多證據顯示這個微妙平衡的微生物群基因體受到干擾時，例如遭到感染或是大規模使用抗生素時，就可能出現大腸激躁症。我們會在本書稍後的章節當中進一步詳細探討腸道的微生物群基因體（參見第六章）。

瑞秋，35歲

　　瑞秋出現了腹瀉、糞便鬆散不成形的情形三個月了。她多半會感到腹部不適，所攝取的食物種類也相當有限，只有魚、米飯、燙青菜。這幾個月來她瘦了幾公斤，發現自己的牛仔褲變鬆了。

　　她去看家庭醫師之後，做了糞便的採檢，但是檢查結果一切「正常」。她覺得看醫生沒什麼幫助，因此便沒有回診。她會來找我，是因為症狀沒有改善，實際上她後來都沒有社交活動，因為她非常擔心自己外出時得找廁所。

　　我們詳談了解她的病史時，提到了前一份工作造成恐慌症發作的情形，但是瑞秋說她現在扮演了不同的角色，一切沒問題。我們也聊了她的家族病史，她說她的雙胞胎姊姊有噁心與胃食道逆流的問題。我也問她近期的旅遊史，她想起自己十三年前高中畢業要上大學前的時候，去了坦尚尼亞，結果發生了嚴重的食物中毒情形。當時她住院需要打點滴，很可能打了抗生素。從那時候起，瑞秋就開始斷斷續續地飲用番瀉葉茶來舒緩腹瀉的問題。

　　我要她做一些血液檢查，包含檢驗是否有乳糜瀉患者常見的抗體。檢驗結果一切正常。我替她進行腹部觸診，摸起來又軟又脹氣。我們進一步談到她的排便習慣，她說自己經常有便意卻大不出來。

在她的案例當中，關鍵在於常規的問診之後，發現十三年前的腸胃炎是重要的誘發因素。我的診斷是瑞秋罹患感染後型大腸激躁症，這個問題在食物中毒之後就開始出現了，只不過症狀比較輕微。

在她嘗試解除一些飲食的限制，以及攝取水溶性纖維加上服用益生菌一段時間之後，瑞秋的軟便問題就改善了，變得正常。她現在正努力讓自己的飲食多樣化，我也很高興她的症狀有了明顯的改善。

風險因子 4：感染後型大腸激躁症 (post-infectious IBS，PI-IBS)

這類大腸激躁症的誘發因素，是腸胃炎等腸胃道感染。兩者之間最早的連結出現在第二次世界大戰期間，當時在國外罹患細菌性痢疾的士兵回到英國之後，持續出現了大腸激躁症類型的症狀。

在腸胃炎等感染的情形發生時，我們人體會對感染產生免疫反應，造成腸道發炎。對大部分的人來說，嚴重的感染會讓我們不舒服幾天，但之後就會恢復健康。然而約有十分之一的急性腸道感染患者會出現感染後型大腸激躁症的問

題，那些在腸胃道感染時，服用了處方抗生素的患者，罹病的風險也會增加。

　　感染後型大腸激躁症主要與曲狀桿菌、沙門氏桿菌、志賀氏桿菌造成的感染有關，但研究也發現這與梨形鞭毛蟲這種寄生蟲有關。女性感染的機率高於男性，有份研究報告顯示，女性出現感染後型大腸激躁症的機率是男性的四倍。[1]

　　目前確切的原因仍然不明，但據推測是由於人體免疫反應延遲關閉造成，因此導致腸道發炎。此外，感染會傷害腸道當中的神經末梢，影響腸道的運動與知覺。

　　如同瑞秋的例子所示，我發現患者往往不會覺得這種連結很重要。但在問診過程當中慢慢深入發掘之後，患者很可能會想起遺忘很久但一時間沒想到的問題，例如度假時發生的食物中毒或腸胃炎問題。

風險因子 5：壓力、焦慮、憂鬱

　　壓力、焦慮、憂鬱都與大腸激躁症息息相關，也很可能

1　T. Iacon, D. F. Ţăţulescu, M. S. Lupse, D. L. Dumitraşcu (2020), ‘Post-infectious irritable bowel syndrome after a laboratory-proven enteritis’, *Experimental and Therapeutic Medicine*, 20 (4), pp.3517–22, doi.org/10.3892/etm.2020.9018

會讓症狀惡化。大腸激躁症的患者當中，有39%出現焦慮的問題，29%出現憂鬱的問題。這些問題很可能發生在大腸激躁症之前，也可能是大腸激躁症造成的結果，同時也是腸腦軸線產生作用的例子。

　　腸道與大腦之間會產生雙向的互動。我們的心情與想法會影響腸道功能，例如在重大事件發生之前感到緊張，會引發噁心或腹瀉的情形。同樣地，我們的腸道也會誘發大腦的反應：請你想想內急的時候，你很可能會感到焦慮、冒汗，甚至會心悸。腸道的微生物群基因體改變也會傳送到大腦當中，影響到生理健康。同樣地，研究也證實大腦會影響腸道的知覺與運動，誘發大腸激躁症的問題，例如排便習慣改變與腹部疼痛。

　　研究報告顯示，不僅那些有焦慮與憂鬱問題的人，罹患大腸激躁症的風險會增加，那些已經確診為大腸激躁症的人，後續追蹤時也會發現他們焦慮與憂鬱的情形也會增加。

　　另外一個重要的因素是血清素，這種神經化學物質有助於轉換神經之間的訊號，在大腦當中則有助於維持心情穩定，但重要的是腸道中也有這種化學物質。血清素會影響腸道的運動（腸道活動的方式）與生理機能（腸道如何和人體其他系統互動，例如免疫系統）。

　　最近大腸激躁症治療方式有所進步，包括有助於調節血

清素量與活動的療法。例如，針對有便祕症狀的大腸激躁症患者，治療方式就是著重於刺激腸道當中的血清素受體，尤其是血清素第四型受體，能夠促進腸道蠕動，加速排便運動。希望在更了解這些流程之後，能夠增加未來治療的選擇，甚至未來有一天能夠達到可預防大腸激躁症的階段，而不是只有消極處理症狀。

風險因子 6：過去曾使用抗生素

我們大多數的人，都曾在一生當中的某個時間點，拿到醫師開立的抗生素處方，也在家服用過抗生素。然而，近年來大家逐漸意識到並非所有的感染都需要使用抗生素治療，我們也必須避免直覺反射地服用抗生素。這點主要是為了預防產生抗生素抗藥性，也就是細菌學會改變，讓抗生素治療變得無效。細菌的抗藥性在全球各地不斷增加，速度相當驚人。世界衛生組織指出，愈來愈多的感染問題，例如肺炎、肺結核、淋病、沙門氏菌感染症（由沙門氏菌造成的）等，變得愈來愈難治療，因為用來對抗這些疾病的抗生素效果愈來愈差。這點造成醫療費用增加，住院時間變長，死亡率升高。世界衛生組織也認為現今抗生素抗藥性對全球健康造成了重大威脅。

正如我們在新冠肺炎當中看到的，改變行為才是最重要的部份，也就是透過洗手，執行夠安全的衛生措施與仔細處理食物，減少感染的傳播。

當然還是有許多情形需要用到抗生素，甚至用抗生素救命。但是抗生素治療與腸道相關的副作用往往會同時出現，很可能是因為抗生素會干擾微生物群基因體。經多方證實，大腸激躁症的患者當中，有超過75%的人在過去十二個月當中，曾經服用抗生素。

風險因子 7：早年的生活經驗

我們的腸道健康從出生開始，就扮演了重要的角色。腸道的微生物群基因體在出生時變化不多，但到了兩歲時，就變得相當複雜與多元，和成年人體內的微生物群基因體類似。因此在出生的第一年左右，對於培養健康的微生物群基因體來說相當重要。例如，母奶就是影響微生物群基因體的主要因素。

關於罹患大腸激躁症風險與社經地位間關聯的研究，結果無法一概而論。似乎低收入家庭者與住在擁擠、不衛生環境中的人，罹患大腸激躁症的風險較高。這或許是因為罹患腸胃炎的風險較高，或是需要使用抗生素治療的機會較多。

但較為富裕的家庭，也有罹患大腸激躁症的風險，有些人因為必須承受較重學業表現的壓力，因而產生壓力與焦慮，影響個人體內處理的機轉。

　　相當有趣的一點是研究也發現，那些在童年時期遭到情緒虐待、性虐待或心理虐待的人，罹患大腸激躁症的風險也較高。父母有大腸激躁症、心理疾病、焦慮或憂鬱症、物質濫用等病史，或是負面教養風格等，都會讓孩子罹患大腸激躁症的風險增加。相反地，其他研究報告顯示，童年時生長在溫暖、充滿關懷與支持關係的家庭當中，罹患大腸激躁症的風險就會降低。

第 3 章
腸腦軸線解說

　　你是否曾在工作面試之前感到自己胃在翻攪，或是在重要場合之前必須衝去廁所？或是你在面臨困難的抉擇時，就會出現「腸道反應」？

　　不管我們是否了解這點，大腦和腸道之間有著密切連結，兩者之間會透過複雜的神經細胞網絡，也就是神經元不斷來回傳遞資訊。

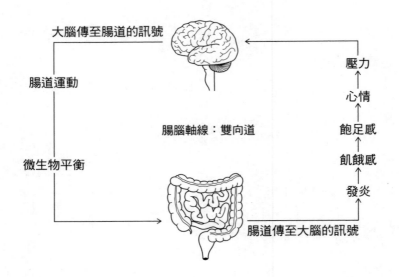

大腦傳至腸道的訊號

腸道運動

壓力

心情

腸腦軸線：雙向道

飽足感

飢餓感

微生物平衡

發炎

腸道傳至大腦的訊號

　　腸道當中約有二億至六億個神經元，形成腸神經系統
（ENS）的一部分，並透過從腦幹延伸到腹部的迷走神經，
連結大腦中樞神經系統（CNS）。

　　腸道當中的神經元非常複雜，和腦神經的尺寸與功能相
當類似。事實上，約有高達90%的神經傳導物質（化學的
傳訊者）與調節情緒有關，例如血清素、多巴胺等都是在腸
道當中製造的。因此，腸神經系統被稱為「第二個大腦」，
也就是不怎麼令人意外的事了。例如，在腹瀉型的大腸激躁
症患者身上，可以發現血清素較高，而血清素較低則與便祕
型的大腸激躁症患者有關。

　　這種緊密的關係說明了為何我們會覺得緊張到胃在翻
攪，或是考試之前會腹瀉。目前已知壓力會強化中樞疼痛路
徑，造成內臟疼痛，也就是大腸激躁症的肇因之一。我們知
道負面的生活經驗，例如目睹暴力事件，家族中有罹患精神
疾病的人，或是遭到情感、身體、性虐待等[1]，都是造成大
腸激躁症的重要風險因子。經歷嚴重負面生活事件，或是經
常遭遇這些事件的人，出現大腸激躁症的機率也較高，也可

1　K. Bradford et al. (2012),　'Association between early adverse life events and
　　irritable bowel syndrome'，*Clinical Gastroenterology and Hepatology*, 10 (4),
　　pp.385–90

能較為嚴重。幼年時期的生活經驗、感染、創傷、壓力、文化背景與家庭支持，同樣也扮演了重要的角色。

腸腦軸線與大腸激躁症之間的關聯？

近期才被大家接受的腸腦軸線能讓患者與醫師都更深入地了解大腸激躁症。我們知道腸腦軸線包括了腸神經系統與中樞神經系統，但除此之外還包括了：

- **神經內分泌免疫系統**：負責調節荷爾蒙和免疫系統
- **下視丘－垂體－腎上腺軸（HPA）**：這三種腺體有助於調節新陳代謝、心情、壓力反應、體力與免疫系統
- **自律神經系統（ANS）**：能促進蠕動，也就是波浪狀的收縮，讓食物與廢棄物在腸胃道當中移動。

請想像一下這些系統就像電路板一樣共同合作。全部的迴路在大腸激躁症當中扮演了重要的角色，負責調節腸道運動、內臟知覺（疼痛敏感，這是大腸激躁症患者常見的情形）、壓力反應、大腦功能。

腸道當中的微生物群基因體、腸腦軸線、大腸激躁症之間有什麼關聯？

　　過去五年來的研究不斷進步，讓大腸激躁症重新被歸類為腸腦軸線失調的疾病，從2016年羅馬基金會更新大腸激躁症的定義即可得知。從2007年至2016年美國的〈人體微生物群基因體〉計畫開始，腸道中的微生物群基因體在過去十年來成為熱門的研究主題。

　　美國這項1億5700萬美元的計畫，讓有關體內與體表微生物群的研究能夠順利進行，同時也探討這些微生物在人類健康與疾病當中扮演的角色。計畫一共產出超過650份公開發表的科學論文。其他一些國家，例如英國、德國、法國、加拿大、中國等等，都對這個迅速成長的領域感興趣，並且增加挹注的資金。

　　腸道微生物群基因體已知會影響我們的新陳代謝、免疫系統、內分泌系統、神經程序，因此會影響我們的健康。我們最近發現體內的微生物群基因體與病程之間的緊密關係：與整體健康有關的如心臟病或糖尿病，與腸道健康有關的如大腸癌與大腸激躁症。

　　說明腸道微生物群基因體、腸腦軸線、到大腸激躁症問題，三者間有著強烈連結的證據，就是感染後型大腸激躁症

的案例。正如我們所知，大腸激躁症可能由腸胃炎所引發，無論腸胃炎的原因是細菌、病毒、寄生蟲造成的都一樣。

我們知道相較於健康的患者，罹患大腸激躁症的患者體內的微生物群基因體（以及任何糞便樣本）的組成成分與多樣性方面都有所不同。許多大腸激躁症患者具有低度腸道發炎的情形，現在我們知道這與受損的微生物群基因體或是腸道菌相失衡（也就是腸道當中的細菌不均衡）有關。因此針對大腸激躁症患者的腸道微生物群基因體進行治療，是相當有效的治療方式。像是我們已知有些大腸激躁症患者對於無法被人體吸收的抗生素有良好反應，例如利福昔明（Rifaximin，目前臺灣尚未引進，我會在第121頁進一步說明）。我也會討論可用來緩解症狀的益生菌與益菌生。另外一個治療大腸激躁症的方式是糞便移植。這是目前用於治療困難梭狀桿菌的療法，將健康捐贈者的糞便在處理過後，放入患者的腸道當中。至於大腸激躁症在這方面的應用才剛起步，沒有經過完整的研究，可能出現感染不良疾病的風險。

腸腦軸線的連結
對未來治療有什麼影響？

提到腸道微生物群基因體，我們都知道腸道的細菌可能

對大腦造成影響，也可能導致神經與心理疾病，像是憂鬱症、帕金森氏症、大腸激躁症、阿茲海默症和藥物成癮。研究結果也顯示腸腦軸線的干擾會造成數種腸胃疾病，包含發炎性腸道疾病（IBD），例如潰瘍性結腸炎及克隆氏症。同一位患者確實可能同時出現大腸激躁症和發炎性腸道疾病。

　　有半數的大腸激躁症患者先出現腸道症狀，之後則有情緒與焦慮問題。難道這意味著腸道問題會使大腦出現症狀嗎？有些研究探討腸道的微生物群基因體、腸道炎症、與腸道相關的免疫反應，報告中進一步指出腸道可能造成大腦的改變。令人感到振奮的是，如果最終證實這點為真，那麼逆轉腸胃道問題本身很可能就可用來治療與大腸激躁症相關的心理問題。鎖定微生物群基因體的療法會是未來令人感到振奮的潛在療法，但目前的研究還未進展到那個地步。目前對於大腸激躁症中微生物群基因體失衡，以及安全有效目標療法的病理生理學機轉了解仍不夠完整。我們必須等到針對現有療法與新療法進行大規模控制實驗之後，才能進一步了解這個嶄新且變化快速的領域。或許未來會出現針對不同類型大腸激躁症給予客製化精準投藥的方式，奠定個人化用藥選擇的基礎。

　　正如之前所言，全世界診斷大腸激躁症的黃金標準羅馬準則IV指出，大腸激躁症是腸腦軸線互動失調的問題。

　　治療的一項關鍵領域包含了大腸激躁症與心理問題之間的連結。研究結果顯示，大腸激躁症患者最常出現的心理問題為焦慮（盛行率約為30%～50%）與憂鬱（70%）。另外還有進食問題，只不過較不常見。另一份研究報告顯示，大腸激躁症患者也比較容易往壞處想。

　　這個重要的連結在選擇治療大腸激躁症症狀的可能療法時，扮演了重要的角色，尤其是在藥物無效時更是如此。我們還會在第八章中提到這些療法，不過現在先提一下，這些療法包括：

- 談話療法，包含心理治療與認知行為治療（CBT）
- 腸道引導催眠療法
- 正念療法
- 放鬆療法，例如深呼吸與意念形象法

　　大腸激躁症社群逐漸承認心理治療的潛能，世界胃腸病學組織（WGO）的評論發現認知行為療法、催眠療法、心理動力治療都有助於改善大腸激躁症。此外，美國腸胃科醫學會（ACG）公佈的大腸激躁症處理指引當中，認可了與腸道有關的心理療法搭配藥物治療以及食療，用來治療大腸激躁症患者。

催眠療法

以腸道導向進行的催眠療法，和大家熟知在患者面前搖晃懷錶的方式不同，是一種經過實驗驗證的療法，也是一種特別為有腸胃道問題的患者所設計的療法。腸道導向催眠療法的科學才剛起步，目前也尚未了解緩解大腸激躁症的確切機轉。有些理論提到生效的原因很可能為：

- 減少腸道的痛感
- 讓腸道的平滑肌放鬆
- 增加運動（食物通過腸道的速度）
- 減少身體型疾患（身心症）的心理特性，也就是身體過度感受痛苦（心理的問題反映到生理上）。

澳洲的研究人員最近證實催眠療法是治療腸道敏感的有效療法。澳洲墨爾本蒙納許大學研究團隊表示，催眠療法在減緩脹氣與腹部疼痛等大腸激躁症症狀的效果，與低FODMAP飲食不相上下（我們之後會在本書的第八章139頁進一步探討FODMAP飲食法）。

這種療法對我有什麼幫助？

腸道導向的催眠療法目的在於處理所有讓大腸激躁症症狀惡化的情緒或壓力因素，例如疼痛、便祕、腹瀉、脹氣等。在催眠療法中，患者能夠進入深度放鬆或催眠的狀態中，在這種狀態下，能夠更深入回應正面的暗示，有助於改善某些行為或是回應疼痛相關的暗示。

有愈來愈多證據顯示腸道導向的催眠療法是有幫助的。2019年有份針對350位大腸激躁症患者的研究，結果發現相較於沒有接受催眠療法的患者來說，那些參與個人或團體腸道導向催眠療法的患者較能舒緩症狀。研究人員也發現這個效果在療程結束之後，能夠維持九個月[2]。

腸道導向的催眠療法可以用一對一的方式進行，也可以團體進行。雖然不同治療師進行的程序會有所不同，但是英國國家催眠療法協會指出，療程基本上會包含：

• 具體想像消除症狀後想達到的結果

2　C. Flik et al. (2018), 'Efficacy of individual and group hypnotherapy in irritable bowel syndrome (IMAGINE): A multicentre randomised controlled trial', *The Lancet Gastroenterology and Hepatology*, 4 (1), pp.20–31, doi.org/10.1016/S2468-1253(18)30310-8

- 處理任何會造成大腸激躁症的擔憂與恐懼
- 減少腸道敏感與增進健康的暗示與想像
- 學習自我催眠
- 在各堂課之間使用的錄音檔[3]

我能到哪裡接受這種療法？

在英國，催眠療法是英國國民健保署（NHS）建議大腸激躁症患者接受的療法之一，但是是否能夠接受這種治療取決於你的居住地。不過等待的時間非常長。雖然不是所有大腸激躁症的患者都能夠接受這種療法，不過如果你尋求私人服務，速度可能比較快。選擇催眠治療師的時候，請先確認他們是否受過訓練，能夠提供以腸道為導向的催眠療法，以及他們是否加入專業協會，例如英國的國家催眠委員會（National Council for Hypnotherapy）（參見延伸閱讀與資源）。

3　National Council for Hypnotherapy, 'Hypnotherapy for IBS', www.hypnotherapists.org.uk/hypnotherapy/ hypnotherapy-for-ibs/

認知行為療法（CBT）

認知行為療法是一種談話治療，可應用在多種身心健康問題上，也是愈來愈普遍的大腸激躁症療法。

這種療法對我有什麼幫助？

認知行為療法的目的在於透過將挑戰分解成更小的部分，讓患者可以用更正面的方式回應挑戰。療法的重點觀念為我們的想法、心情、身體感知與行動都是相互連結的，負面的想法與感受會讓我們困在惡性循環當中。這種療法和心理療法的不同之處，在於認知行為療法注重當下以及我們對情境的反應。例如：

- **情境**：你和朋友外出用餐時需要上廁所。
- **想法**：「如果我去太久，大家都會發現。」
- **感受**：焦慮、恐懼、尷尬
- **身體感知**：胃痛
- **行為**：你不吃東西，避免去上廁所。

認知行為療法的目的在於幫助你辨識與拆解不適的感受與行為，發展出應對的策略，讓你能夠用正面的方式回應挑

戰。研究結果顯示，透過認知行為療法治療大腸激躁症相當有效，能夠改善症狀，提升生活品質，減少心理憂鬱，在療程結束時，就能夠感受到這些正面的效果[4]。

我能到哪裡接受這種療法？

認知行為療法是一種全球知名的療法，因此請你詢問自己的醫療團隊，看看能夠到哪裡接受這種治療。

如果你住在英國，可以請家庭醫師替你轉診到國民健保署的心理治療服務。你也可以自行轉診。然而，等待的時間可能很長，因此你也可以尋求私人服務。英國行為認知心理治療協會有合格的認知行為治療師名單。在英國以外的地區，你可以和自己的醫師討論，看看在哪裡可以接受針對大腸激躁症的談話治療。另外還有其他選擇，有一個針對自我進行的認知行為療法的研究，結果發現在改善大腸激躁症方面的功效比教育介入更好，與密集的臨床認知行為療法不相

4　S. Ballou and L. Keefer (2017), 'Psychological Interventions for Irritable Bowel Syndrome and Inflammatory Bowel Diseases', *Clinical and Translational Gastroenterology,* 8 (1), e214

上下[5]。

實體的地點已經不會構成數位認知行為療法的障礙,只要有Bold Health's Zemedy等應用程式即可,這是為期六週的認知行為療法課程[6]。此外,Mindset's Nerva IBS應用程式也提供了六週腸道導向催眠療法[7]。

正念

正念是一種「活在當下」的練習,注意自己的想法、環境、呼吸與身體的感受。正念的目的不是要消除內心的擔憂,而是要去注意、承認並且對這些你所經歷的感受進行視覺想像。

這種療法對我有什麼幫助?

正念逐漸被用來處理壓力、焦慮、憂鬱、失眠等問題。

5　J. M. Lackner, J. Jaccard, S. S. Krasner et al. (2008), 'Self-administered cognitive behavior therapy for moderate to severe irritable bowel syndrome: Clinical efficacy, tolerability, feasibility', *Clinical Gastroenterology and Hepatology*, 6 (8), pp.899–906

6　Bold Health's Zemedy, www.zemedy.com

7　Mindset Nerva, www.mindsethealth.com/nerva

目前能夠證明正念對大腸激躁症有效的證據相當有限，但逐漸在增加當中。有一個針對 53 位大腸激躁症患者進行的小型研究指出，他們在參與減壓的正念課程之後，腸胃方面的症狀就變少了[8]。

我能到哪裡接受這種療法？

正念可自行在家進行，但英國國民健保署也提供一些規劃好的課程，你可以詢問家庭醫師了解相關訊息。不過就像認知行為療法一樣，等待的名單可能很長，前往就診的方便性不能一概而論。你可以選擇付費的私人服務。英國正念協會能提供合格的正念教師名單。

麻州大學醫學中心的正念減壓門診始於 1979 年。到了 2015 年，接近 80% 的美國醫學院都提供了正念的訓練。從那時候開始，投入正念的研究教學中心愈來愈多，多到美國所有大型大學都有附屬的正念中心，例如，哈佛大學、約翰霍普金斯大學、史丹佛大學等等。

8　B. D. Naliboff et al. (2020), 'Mindfulness-based stress reduction improves irritable bowel syndrome (IBS) symptoms via specific aspects of mindfulness', *Neurogastroenterology and Motility: The official journal of the European Gastrointestinal Motility Society*, 32 (9), e13828, doi.org/10.1111/nmo.13828

個人化的治療
是未來的趨勢嗎？

　　我們對於腸腦軸線與腸道微生物群基因體的了解才剛起步而已，但是對這個領域的人與大腸激躁症患者來說，這是個令人感到興奮的時刻。我相信未來我們將會能夠使用個人的基因組與微生物群基因體序列來進行診斷，並且針對大腸激躁症等問題發展出個人化的治療方式。

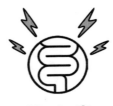

第 4 章

警訊症狀：在什麼情況下 我的症狀並非大腸激躁症所引起？

　　到目前為止，我們已經說明了大腸激躁症常見的警訊、症狀與風險因子。但在什麼情況下，這些症狀不再只是大腸激躁症造成的呢？

　　大腸激躁症的症狀並非總是像表面上看來的那麼簡單。如果你出現脹氣、胃痙攣或是上廁所的習慣改變，有時候這些症狀並非大腸激躁症所造成，很可能是身體想要告訴你有其他問題。

　　有些大腸激躁症的症狀和其他問題與疾病相同。有些症狀會讓我們醫師擔心。這些是「警訊症狀」或是「亮紅燈」，也就是說，這些症狀不是大腸激躁症所造成，你需要額外接受檢查來排除其他問題。在本章當中，我會帶你了解需要額外留意的警訊症狀，並告訴你如果你已經注意到這些症狀或是未來出現這些症狀時應該怎麼辦。

　　大腸激躁症可能與其他問題共存。例如，約有十分之一的大腸激躁症患者同時有乳糜瀉的問題，而那些罹患克隆氏

在50歲以上
新出現類似大腸
激躁症的症狀

糞便潛血
（即使之前有痔瘡
病史）或是黑便

夜間因為疼痛或
腹瀉讓你醒來

非刻意或是莫名
體重減輕

典型的大腸激躁症症狀改變，
例如新出現或是不同的疼痛，
或是排便習慣改變

其他腸胃道疾病的家族病史，
包含癌症、發炎性腸道疾病
或是乳糜瀉

血液檢驗顯示有貧血
或是發炎的情形

你絕對不該忽視的警訊症狀

症與潰瘍性結腸炎等發炎性腸道疾病（IBD）的人，也可能出現大腸激躁症的症狀。雖然這些症狀非常類似，但大腸激躁症、乳糜瀉、發炎性腸道疾病有著相當大的差異，需要適當的診斷與對症下藥。

　　重要的是你必須切記，最了解自己的身體的人是你。在忙碌的生活當中，我們很容易忽略警訊以及改變。很重要的一點是不要慌張，不是所有的警訊症狀都是嚴重疾病造成的，不過這意味著你應該去看家庭醫師或是腸胃科醫師。那些症狀很可能沒什麼，但如果你覺得不對勁，那麼就應該就醫，至少能夠讓你安心一些。

如果不是大腸激躁症，會是什麼？

以下我列出一些與警訊症狀有關的狀況與疾病。

乳糜瀉

　　這種疾病比大家想像中更常見。這是一種消化道疾病，患者對小麥、黑麥、大麥當中的蛋白質麩質有不良反應。他們攝取麩質之後，免疫系統會攻擊小腸當中的組織，造成損傷與發炎反應。健康小腸的表面應該覆有數百萬個手指狀的

突起物，稱為絨毛，能夠有效消化食物，讓養分進入血液當中。但是乳糜瀉患者體內的絨毛因為受損發炎而變得扁平，因此他們的身體就無法妥善吸收養分。

在英國，每一百人當中就有一位乳糜瀉患者，如果有近親罹患這個病症，那麼罹病的比例就會上升到十人當中有一位罹病者。其他風險因素還包含罹患其他自體免疫疾病，例如甲狀腺功能低下。如果你擔心自己有乳糜瀉的問題，可以請醫師替你抽血檢查，但在進行之前，必須採用含有麩質的飲食方式，檢驗結果才有意義。確診乳糜瀉的患者很可能沒有任何症狀，或是會感到頭痛，皮膚出現紅疹，不孕，而不見得會有下列的典型症狀。

典型的病徵與症狀

- 因為營養吸收不良造成的腹瀉。吸收不良也可能意味著因為脂肪含量高，糞便會有難聞的氣味，顯得很油膩或是會起泡。
- 腹部疼痛
- 放屁與脹氣
- 消化不良
- 便祕

如何診斷？

除非你出現症狀，或是乳糜瀉的風險增加，否則不建議進行乳糜瀉的常規檢驗。如果懷疑有乳糜瀉的問題，那麼你的家庭醫師可能會替你進行兩項血液檢驗：

- 免疫球蛋白 A（IgA）
- 組織轉谷氨醯胺酶 IgA 抗體（通常稱為 tTG）

這些檢驗測量的是身體攝取麩質後產生的抗體量。如果檢驗的結果顯示抗體值很高，那麼就會將你轉介給腸胃科醫師，進行可能需要的病理切片。病理切片所需的時間不長，就是把內視鏡這種可彎折的細管子放進你的嘴裡，接著進入小腸當中，然後取出少量小腸內部的樣本，檢驗是否出現乳糜瀉造成的典型損傷。

註：很重要的一點是你在驗血以及進行病理切片之前，必須持續攝取麩質，才能夠獲得準確的檢驗結果。

如何治療？

很重要的一點是乳糜瀉疾病是確切的疾病，不是過敏或食物不耐問題。治療方式包含了轉診給腸胃科醫師（同時也

可能還有營養師），並且在生活當中完全避免攝取麩質，以免出現症狀。就長期而言，乳糜瀉造成的吸收不良，會導致許多併發症，例如貧血、維他命缺乏、骨質疏鬆、淋巴癌與小腸癌。

膽酸吸收不良

　　正如我們在第一章當中提過的，膽汁是一種液體，在幫助人體消化脂肪與從血液當中排除廢棄物方面扮演了重要的角色。膽汁會在消化過程當中釋出到小腸內，接著大部分的膽汁會被重新吸收，只有一小部分進入到大腸中，並透過糞便排出體外。

　　如果身體無法重新吸收膽汁就會造成問題，因為會讓過多的膽汁進入大腸。這些多餘的膽汁會使大腸釋出更多水分，加速廢棄物在大腸當中移動的速度。請你把這種狀況想像成肥皂跑進眼睛裡的情形：眼睛會因為刺激而流眼淚。同樣的，膽酸會刺激大腸組織，也會造成水分的釋出。

症狀

- 水瀉
- 脹氣
- 痙攣

如何診斷？

醫院會進行硒高牛磺膽酸（SeHCAT）檢驗，這是在院內進行的兩階段檢驗，用來測量人體吸收膽汁的能力。第一部分是服用含人工合成膽汁的75硒高牛磺膽酸膠囊，接著在幾小時後，測量膠囊被吸收了多少。接著在七天之後再次掃描，看看還有多少標記殘留。吸收率在15%以上被歸類為輕度膽酸吸收不良，5% ～ 15%則為中度膽酸吸收不良；小於5%則為嚴重吸收不良。

如何治療？

有30%的腹瀉型大腸激躁症患者有膽酸吸收不良的問題。雖然這是一輩子無法根除的狀況，但好消息是這種情形很容易治療。名為膽酸結合劑的藥物能夠和小腸中的膽酸結

合，避免膽汁刺激大腸，藉此減輕症狀。

飲食也相當重要：研究結果顯示低脂飲食有助於減少症狀[1]，有這種症狀的患者每天攝取的脂肪應低於40克（1½ 盎司），更具體的說，就是一片巧克力消化餅含有約4克的脂肪，一大匙奶油則含有12克的脂肪。

如果你正在和腹瀉型的大腸激躁症奮戰，那麼你應該請醫師幫你轉介到腸胃科尋求進一步的協助。

發炎性腸道疾病（IBD）

雖然大腸激躁症和發炎性腸道疾病聽起來很類似，也經常相互誤用，但是兩者之間存在著一項重大差異。大腸激躁症是一種症候群（多種病徵的集合），雖然經常令患者感到不適與痛苦，卻不會造成生命威脅。然而，發炎性腸道疾病則是一種疾病，如果不予理會，可能會導致危及生命的併發症。

發炎性腸道疾病這個詞用來描述與腸道發炎有關的所有疾病，其中兩種為潰瘍性結腸炎與克隆氏症。

---

1 L. Watson et al. (2015), 'Management of bile acid malabsorption using low-fat dietary interventions: A useful strategy applicable to some patients with diarrhoea-predominant irritable bowel syndrome?', *Clinical Medicine*, 15 (6), pp.536–40

潰瘍性結腸炎是一種自體免疫系統攻擊健康腸道組織的疾病，會造成大腸（結腸）內壁的潰瘍與發炎。這個疾病在英國約影響了14萬人。

克隆氏症是另一種稍微不那麼常見的發炎性疾病，在英國影響了11萬5000人。這種問題在從口腔到肛門的整個消化道當中都可能會出現，但最常出現的部位為迴腸（小腸最後的部分）或是結腸。

發炎性腸道疾病重複發炎的期間，也就是急性期，很可能造成腸道出現許多疤痕組織，形成潰瘍。約有半數的克隆氏症患者在腸道各處都發炎時，會出現瘻管（兩個開口間的不正常通道）連接其他組織，很可能會影響其他器官的功能。這種複雜的問題往往需要透過藥物與外科手術來解決。透過藥物能夠減少症狀並且降低需要外科手術的機率。

註：潰瘍性結腸炎不會造成這種情形。

症狀

潰瘍性結腸炎和克隆氏症的主要症狀為：

- 反覆腹瀉，當中可能帶有血液和黏膜
- 腹部疼痛
- 疲勞

- 喪失食慾
- 體重減輕
- 貧血（因為無法良好吸收重要營養素）

如何診斷潰瘍性結腸炎與克隆氏症？

不幸的是，診斷出這些病症可能要花上好幾年的時間，因為發炎性腸道疾病一開始往往會被誤認為大腸激躁症。平均的確診時間為七年。另外必須切記的一點，是同一位患者身上很可能同時有大腸激躁症和發炎性腸道疾病。

第一步通常都是進行血液檢驗，例如：

- **全血細胞計數**：是常見的血液檢驗，主要是針對三種主要的血球細胞：白血球、紅血球、血小板，用來了解你整體的健康情形。
- **發炎指數檢驗**：這些檢驗能夠檢查出血液中上升的蛋白質，這很可能是發炎的跡象。
- **血清鐵蛋白與血清運鐵蛋白檢驗**：血清鐵蛋白和血清運鐵蛋白能幫助我們儲存、利用、運輸體內的鐵。因為出血及／或營養吸收不良造成的貧血很可能是發炎性腸道疾病的跡象，血清鐵蛋白過低則意味者會有缺鐵性貧血。

　　同時醫師也應該替你進行糞便檢驗，檢查是否有感染的情形，藉此區分發炎性腸道疾病與大腸激躁症。

　　下一個階段就是將你轉介給腸胃科醫師，進行進一步的檢驗以確認診斷。這些檢驗可能包括利用內視鏡及／或大腸鏡（參見第 73 頁），近一步檢視消化道，同時也可能進行切片採樣。

　　你也會進行影像檢驗，例如磁振造影與電腦斷層檢驗，或是膠囊內視鏡檢驗，這種檢驗是在膠囊當中置入智慧型攝影機讓病人吞服，用來評估小腸整體的情況。

治療

　　發炎性腸道疾病的治療取決於受影響的腸道範圍，以及疾病的嚴重程度。

　　針對**潰瘍性結腸炎**的問題，初期治療的目標在於減少發炎，讓受損組織有機會痊癒。第一線用藥為氨基水楊酸，也就是 5-ASA。如果單用這種藥物無法奏效，醫師可能會再開立皮質類固醇，用來治療較嚴重的病例，但這種藥物的副作用很大，例如會危害骨骼或造成白內障，因此不可長期使用。其他的治療方式還包括：

- **免疫抑制劑：**是用來抑制或是舒緩免疫系統的藥物，避免急性期發作，這是醫師經常開立的藥物。
- **生物製劑：**這些藥物會找出造成發炎反應的蛋白質並且進行封鎖，藉此減少發炎反應。如果其他選擇都無法奏效，可以考慮使用生物製劑。
- **外科手術：**如果病情嚴重到會影響生活，可以考慮透過手術移除結腸。

大部分的**克隆氏症**患者都會收到醫師開立的類固醇，用來減緩發炎反應。其他治療方式還包含：

- **免疫抑制劑：**如上所述
- **生物製劑：**如上所述
- **外科手術：**最常見的手術是切除術，切除發炎的部分，保留健康的部分，再把健康的腸道縫合起來。

卵巢癌

卵巢癌在全世界女性罹患的癌症當中排名第八，光是2018年就有將近30萬個新病例[2]。這種疾

---

2 World Cancer Research Fund, 'Ovarian Cancer Statistics', www.wcrf.org/dietandcancer/ovarian-cancer-statistics/

病在超過50歲的婦女身上較為常見。在初期往往沒有症狀，但是許多患者會出現一些不明確的非特定徵兆，包括：

- 脹氣：腹部鼓脹或是不適
- 覺得膀胱與直腸受到壓迫
- 便祕
- 陰道出血
- 消化不良，胃食道逆流
- 呼吸急促
- 疲倦
- 體重減輕
- 容易覺得飽
- 頻尿

　　不幸的是，大多數的病例都是在疾病末期才被診斷出來。

　　你的家庭醫師應該幫你安排CA125的血液檢驗。CA125是某些卵巢癌細胞表面經常出現的一種蛋白質，如果血液當中的CA125值很高，很有可能是罹患卵巢癌的跡象。醫師應該推薦女性患者進行超音波檢查，尤其是50歲以上的女性更應該接受相關檢測。

　　　治療方式取決於癌症的期數以及嚴重程度，但很可能會包含外科手術與化療，或是用標靶療法治療晚期癌症。

約翰，42歲

　　約翰是一位成功的建築師，他被轉診到我這裡來，是因為每次他彎腰綁鞋帶的時候，都會感到右邊腹部疼痛。他是個相當客氣有禮的人，來尋求醫療協助讓他覺得很不好意思。

　　第一次看診時，他很快就說除了上述疼痛的症狀以外，沒有其他疼痛的問題，基本上很健康，也有規律的運動。他沒有過去的用藥史，目前也沒有服用任何藥物。他是一位魚素主義者（不吃肉但會吃魚類海鮮），他也非常享受他的食物。我們也討論到他的生活型態與壓力，約翰說，他想知道如果工作時間較長，是否會產生工作相關的壓力。他已經訂婚了，隔年即將結婚，他的未婚妻則發現他在跑步以及上健身房之後，就會說身體不舒服。

　　約翰沒有體重減輕的問題，維持正常的排便習慣。他的身體檢驗報告結果顯示一切正常，只有腹部右邊會出現輕微的疼痛。我們一開始先驗血、驗糞便、照X光與腹部超音波，結果也都正常，因此我們討論進行一段時間的實

驗，在這段期間當中，請他少吃一些，其餘用水分補足，同時服用抗痙攣的成藥來抑制疼痛。

在嘗試過這些方式之後，約翰說疼痛的感覺減輕了，但是卻沒有消失。我向他保證這次會幫他進行飲食評估，讓他嘗試改良版的低 FODMAP 飲食（用來找出大腸激躁症誘發因子的飲食，參見第八章）。我們後續追蹤時，他表示症狀不變，同時也想要採用正常的飲食計劃，因為低 FODMAP 飲食的限制太多了。

他疼痛的情形沒有任何改變，沒有變好也沒有變糟。由於約翰的婚禮即將來臨，症狀也持續不斷，因此我建議他接受大腸鏡檢查，也就是透過一台攝影機檢查大腸的情形。檢查的結果顯示在右邊結腸有一個較大且平坦的息肉，左邊則有幾個小息肉。我透過大腸鏡摘除這些息肉；這些是癌前病變的息肉，因此約翰在接下來的幾年需要接受後續追蹤。

我們檢視他的家族病史時，發現他的近親（如果一等親如父母、手足、子女曾罹患大腸癌，那麼罹病的風險就較高）沒有癌症的病史。但是他的姨婆在六十歲時被診斷出大腸癌，有一位表親則是在四十五歲時確診。

由於有息肉的增生，因此約翰罹患大腸癌的風險較高，但只要每三到五年定期接受大腸鏡檢查，就能夠避免未來出現嚴重的後果。我很高興在這裡宣布約翰的疼痛問

題終於解決了，他也因為息肉摘除而鬆了一口氣。同時他也安排好篩檢計畫。最棒的是，約翰和未婚妻在夏天時舉行了一場美好的婚禮。

結腸癌

結腸癌（也稱為大腸癌）在全世界男性癌症中排名第三，女性中排名第二[3]，2020 年時出現的新病例高達 193 萬例。目前針對預防大腸癌已有非常成功的篩檢計畫。篩檢的目的在於找出罹患此種癌症的高風險者，讓他們在出現症狀之前就能夠篩檢出來。

挑選進行篩檢者的標準為年齡與風險因子。目前已經證實如果一次能夠篩檢多種癌症，那麼篩檢率就會增加。例如，你的家庭醫師在提到子宮頸癌的同時，也會提到乳癌的乳房攝影以及大腸癌篩檢。然而，如果你發現了新的腸道症狀，或是症狀持續不斷，那麼最好尋求醫師的協助。

3　World Cancer Research Fund, 'Colorectal Cancer Statistics', www.wcrf.org/dietandcancer/colorectal-cancer-statistics/

症狀

- 糞便持續潛血
- 排便習慣持續改變
- 進食後引發下腹持續疼痛或不適；同時可能伴隨著食慾衰退或是體重明顯減輕。

如何診斷？

醫師會進行肛門指檢來檢查直腸，這是一項非常迅速的檢驗。同時，醫師也會請患者驗血，檢查是否有缺鐵的問題，因為流血會造成貧血問題。糞便檢驗也能夠檢查出糞便潛血的情形。

要能夠進行確切的診斷，需要由醫師轉介至醫院進行大腸鏡檢查，那是將一根附有小型攝影機的可彎折細管（也就是大腸鏡）放入直腸當中，接著上升進入大腸裡進行檢查。同時可能會進行切片化驗是否有癌細胞。在檢驗的過程當中，也能同時摘除息肉。

在確診之後，會再做進一步的檢查，看看是否有擴散的情形，並且根據病灶大小與擴散情形進行分期。

如何治療？

早期診斷相當重要。如果能夠及早診斷，醫治大腸癌的療效很好，存活率也很高。早期發現的三項關鍵因素為：

1. 察覺可能罹患癌症跡象，如果你擔心的話，應該前往就醫
2. 前往醫學診所進行評估與診斷
3. 即時轉介到治療的醫療院所

治療的方式取決於癌症的位置以及擴散的範圍，但主要的治療方式為：

- **外科手術**，將腫瘤所在的腸道切除，這是大腸癌最常見的治療方式
- **化療與放射治療**也可能用來殺死癌細胞。

第 5 章
其他相關問題

　　患者初次來求診時，我通常會讓他們說明完整的病史。這種討論當中包含兩個關鍵因素。第一，這是要讓醫師聆聽你說的話，你需要描述自己的症狀以及對生活造成的影響，還有任何過去罹患的疾病與家族病史。第二，你的醫師必須詢問你正確的問題。我辦公室門上的牌子很可能寫著「腸胃專科醫師」，但是我也會詢問患者其他非腸胃道的問題。

　　每當我詢問患者身體其他地方的病痛時，例如頭痛、疲勞、骨盆疼痛等，他們往往會覺得很驚訝，因為他們前來求診時，以為只會談到排便習慣、放屁或脹氣等問題。但現在我會把我跟他們說的告訴你：在看醫生時，沒有所謂「正確」或是「錯誤」的資訊。分別檢視各個器官或是身體部位，將會導致錯失重要細節的風險，這樣會同時讓患者和醫生都覺得很挫折。

　　根據我對病人的研究和經驗，那些罹患大腸激躁症的患

者往往會有其他功能性問題[1]，也就是說，有時候那不會表現在檢驗或檢查中。但檢查報告看起來正常，不代表沒有問題。這很可能會讓醫師告訴病人「你沒有問題」，或是一切都是病人想像出來的。

我們擁有大量可運用的診斷檢驗，例如血液與糞便檢驗，或是用來找出結構與器官問題的 X 光和掃描，但沒有任何一種檢驗能夠評估功能失調——也就是腸胃道檢查時看起來正常，但是卻無法妥善發揮功能。但功能性疼痛的問題，例如纖維肌痛症、慢性骨盆疼痛、偏頭痛、慢性疲勞症候群、顳顎關節症候群等等，都有著許多共同之處，大腸激躁症的患者也經常出現這些問題。例如，大腸激躁症患者當中，有30%的人有頭痛與偏頭痛，讓他們更加痛苦，並且影響生活品質。

在問診時詢問的問題也可能相當重要。這些往往會讓談話進入新主題，患者可能會說出一些積年累月的症狀，這些是之前就醫時都沒提過的問題。

在本章當中，我們要來看看這些可能與大腸激躁症有關的功能性問題。你可能認得這裡提到的某些症狀，這些內容

1　W. E. Whitehead, O. S. Palsson, R. R. Levy et al. (2007), 'Comorbidity in irritable bowel syndrome', *American Journal of Gastroenterology*, 102, pp.2767–76

讓你在下次就診時能夠和醫生談談這些問題。我們人體的各部分不會獨立運作，因此如果能夠以整體的方式看待健康問題，就能夠同時治療，你也能夠重新獲得有品質的生活。

纖維肌痛

這是一種慢性的問題，特色為廣泛的肌肉骨骼疼痛，是一種燒灼或是隱隱作痛的感覺，同時也會出現疲勞與睡眠、記憶力、心情問題。纖維肌痛的病因並不明朗，但被認為是持續的神經刺激造成大腦和脊髓改變，強化了痛覺。這個問題往往會出現在感染、疾病、手術，或是持續一段時間的壓力之後。

與大腸激躁症有什麼連結？

大腸激躁症患者罹患纖維肌痛的比例將近非患者的兩倍。這種問題最常出現在混合型大腸激躁症患者身上，其次為便祕型大腸激躁症患者（參見第一章〈大腸激躁症的亞型〉）。

研究結果顯示，相較於沒有罹患大腸激躁症的人，同時有纖維肌痛與大腸激躁症問題的人，出現疼痛、疲勞、早晨

疲倦的問題最嚴重。此外，大腸激躁症患者在纖維肌痛發作時，消化問題的症狀會惡化。這項結果與其他研究相符，也就是纖維肌痛急性期時，消化問題會惡化。

　　腸道的微生物群基因體對於兩種問題都有重大的影響。研究顯示，不良的腸道微生物群基因體可能會讓纖維肌痛的問題惡化，但是透過抗生素治療以及飲食改變就能有效改善。

　　而現在也能用腸腦軸線解釋慢性疼痛症候群的原因。

慢性疲勞症候群（CFS）

　　這是一種複雜的問題，特色為極度疲勞的情形持續六個月以上，同時也沒有其他潛在的健康問題能夠說明這種情形。這種疲勞的狀況會隨著身心活動惡化，透過休息也無法改善。

　　慢性疲勞症候群也稱為肌痛性腦脊髓炎（ME），或者有時候會縮寫為ME/CFS。還有一個最近出現的新名稱為全身性勞作不耐症（SEID）。

　　慢性疲勞症候群的症狀因人而異，症狀的嚴重程度每天也會有所不同。這種問題會產生的症狀與病徵包含了疲勞、記憶力或專注力問題、喉嚨痛、頭痛、頸部或腋下淋巴結腫

大，不明原因的肌肉／關節疼痛，從躺姿起身時或是從坐姿起立時暈眩的情況會惡化，以及身心勞動之後會感到極度疲勞。

　　目前慢性疲勞症候群的成因仍然不明。不過現在有許多說明的理論，例如病毒感染或是心理壓力因素。本書系的另一本書《與慢性疲勞共存（暫譯）》（Living with Chronic Fatigue）中，對於慢性疲勞症候群有更詳細的說明。這本書的作者為傑洛德‧考克力（Gerald Coakley）與比佛利‧納普斯（Beverley Knops）醫師所著。

　　疲勞是許多疾病、感染、心理問題都會出現的症狀。如果你持續覺得疲勞，或是過度疲勞，都應該去找你的家庭醫師。我們未來或許會有更多的認識，因為現在醫界開始研究長新冠，這種問題和慢性疲勞症候群有許多相似之處。

偏頭痛

　　偏頭痛是一種會造成衰弱的長期頭痛，是不斷反覆出現的中等到嚴重頭痛，持續的時間為四至七十二小時，同時可能伴隨著噁心及／或嘔吐。偏頭痛和大腸激躁症在年輕女性間較為普遍。有一份波蘭於 2021 年進行的研究報告顯示，研究對象當中，有 25% ～ 50% 的受試者頭痛問題與大腸激

躁症有關[2]。

　偏頭痛是一種與大腸激躁症最有關係的頭痛。腸腦軸線不協調更是當中的關鍵因素。大腸激躁症的患者身上，過度敏感的問題會影響腸神經系統，接著腸神經會傳送訊號給大腦，大腦則會讓身體的其他部分對痛覺更敏感。

覺得痛苦嗎？請不要默默承受

　全球受到大腸激躁症影響的女性約為男性的兩倍，受到大腸激躁症影響的女性更是面臨特別多的問題。很糟糕的是女性的症狀會在經期前後更嚴重，因此如果妳有經前症候群或是經痛，就很可能必須面對兩倍的不適。英國有個針對30位大腸激躁症女性的研究，結果顯示經期時的腹痛與脹氣問題比其他時候更嚴重，排便較為頻繁，整體的舒適程度也會降低[3]。

　我經常發現一些女性患者會把自己的症狀說得

2　A. Mulak and L. Paradowski (2005), 'Migrena a zespół jelita nadwrazliwego' ['Migraine and irritable bowel syndrome'], Neurologia i Neurochirurgia Polska, 39 (4), pp.S55–60

3　L. A. Houghton et al. (2002), 'The menstrual cycle affects rectal sensitivity in patients with irritable bowel syndrome but not healthy volunteers', Gut, 50 (4), pp.471–4

沒那麼嚴重，因為她們擔心造成麻煩，或是認為不舒服只要忍一下就好。不久之前，社會上才特別提及這種醫療照護上性別不公，可說是其來有自。2021 年位於英國的性別生殖醫療照護學會提醒醫療人員在為女性裝置子宮內避孕器時，如果她說會痛，應給予適當的止痛藥物。女性不再需要忍受醫療處置時的疼痛與不適。

　　你絕對不該忍。請提出你的疑慮。誠實為上策：如果你覺得不舒服或是會痛，請務必要說出來，這樣你和醫師才能夠針對你個人的症狀與情況討論出最適當的管理方案。本書第十章當中，列出了一些你可以詢問醫師的問題。本書彙整這些問題，讓你在就醫時能夠達到最佳效果，讓你覺得獲得應有權利，能夠掌握自己的治療方式，並能和醫師進行有建設性的對話。

　　同樣的建議也適用在每個人身上，男性也不例外，如果你必須接受大腸鏡等檢查時也是如此。任何的醫療程序都不該讓你感到不適，甚至是疼痛。沒有任何醫師想看到病人受苦：你可以和醫師討論所有可能的選項，例如麻醉或是任何全身的止痛方式，如果你希望自己能夠感到舒服，請千萬不要怯步。

顳顎關節症候群（TMDs）

這指的是一系列有關顳顎關節的問題，也就是下顎咀嚼肌的問題。主要的症狀是下顎疼痛，以及下顎移動時會發出聲響，以及下顎活動的方式改變。

顳顎關節症候群的患者中，只有不到10%的人會去就醫，這些患者多半是生育年齡的女性。研究報告顯示，無論是哪一型的大腸激躁症患者，罹患顳顎關節症候群的機率是一般人的三倍。這種風險增加的情形跟大腸激躁症的任何亞型都無關。

慢性骨盆疼痛、
間質性膀胱炎、解尿疼痛

傳統上，慢性骨盆疼痛的研究都把重點放在骨盆這個器官本身，想要試著找出發炎或感染的問題。不過近期的研究指出問題可能出在中樞神經系統。骨盆區域的疼痛可能會在生理期來臨、排尿、排便、性行為後加劇。

除了慢性骨盆疼痛以外，大腸激躁症的患者也比較容易有間質性膀胱炎，這種問題出現在女性身上的機率高於男性，也會造成長期骨盆疼痛，感受到緊繃以及出現排尿問

題。患者往往也比較容易出現其他膀胱功能失調的問題，例如急尿（膀胱在不該收縮時收縮，造成強烈的尿意），解尿疼痛，以及夜間頻尿。

這種問題的出現相當複雜，因為腸道與膀胱都有著類似但不完全相同的神經。專屬結腸與專屬膀胱的中樞神經在脊椎中彼此相鄰。這種相鄰的關係讓神經之間可能會相互溝通。從解剖學上來看，似乎腸道與泌尿系統的末梢神經有所重疊。因為發炎物質造成的腸道敏感經證實會導致膀胱早期收縮，造成尿意提早出現。

相當有趣的一件事是，有些能夠改善大腸激躁症的藥物經證實也能改善膀胱問題，進一步的相關實驗也在持續進行中。

第 6 章
腸道微生物群基因體說明

請你想像這個畫面：這是個大城市的機場，目前正是夏天度假季的開始。計程車往返穿梭，運送著旅客與行李。安檢前長長的隊伍蜿蜒著，聽到飛往大西洋另一端的飛機放送著最後登機廣播，許多乘客正匆忙前往登機門。

倫敦的希斯洛機場在2018年的旅客量高達8000萬人[1]。但是全世界最繁忙的轉運港則是有著數兆生物居住繁衍的腸道，這些生物就是腸道的微生物群基因體。過去十五年來，討論這個新興領域與大腸激躁症之間關聯的研究大量出現，因此本書如果不探討腸道微生物群基因體背後的科學原理與重要性，那麼就會顯得不夠完整。

腸道的微生物群基因體已知會影響我們的新陳代謝、免疫系統、荷爾蒙、神經傳導程序。我們也發現微生物群基因體與病程間有新的關聯，例如大腸激躁症與結腸癌，心臟

1　Heathrow.com, 'Traffic and passenger statistics', www.heathrow.com/company/ about- heathrow/performance/airport-operations/traffic-statistics

病、糖尿病等。在許多健康雜誌當中，也提及了複雜的菌屬名稱，例如厚壁菌門、擬桿菌門、變形菌門、放線菌門、普雷沃氏菌屬、瘤胃球菌屬等等。我們知道在疾病與健康狀態下，微生物群基因體的組成成分會有所不同，但是針對特定疾病狀態進行的研究卻不多，這仍處在未知的狀態下。我們還沒發展到標靶治療的地步，但是看起來卻相當振奮人心。

　　本章會進一步探討腸道微生物群基因體，以及說明這如何影響人整體的健康與幸福感，當然也會提到大腸激躁症。我們也會檢視如果微生物群基因體失衡，那麼會發生什麼事，以及哪些方法有助於恢復平衡，還有最近流行的腸道健康檢測是否真的值那個價錢去做。

什麼是腸道的微生物群基因體？

　　「微生物群基因體」一詞指的是住在人體內由細菌、病毒、真菌與其他生命形式組成的一百兆個微生物的整體。正確地說，我們體內的微生物群基因體和皮膚表面、鼻子內與腸道內的細胞相當。

　　我們身體的每個部位都有特定的微生物群基因體，但數量最多的則是位於消化道當中，稱為腸道微生物群基因體。腸道微生物群基因體的種類在腸胃道不同的位置也有所不

同：從消化道頂端的口腔往下移動到腸道的末端時，菌種的多樣性與密度也會逐漸增加。

為什麼腸道的微生物群生物體非常重要？

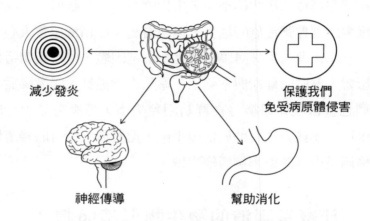

腸道微生物群基因體的角色

以下是腸道微生物群基因體的一些重要功能：

- **幫助消化**：微生物群基因體中的細菌會分解膳食纖維，這種碳水化合物會在消化過程當中增加食物的體積，讓糞便更容易通過，預防便祕的發生（我會在第八章當中詳細討論纖維）。

- **減少發炎，有助於對抗癌症**：腸道當中的細菌分解纖

維之後，會產生短鏈脂肪酸（SCFAs），這種成份在人體的各部位都會發揮功用。三種短鏈脂肪酸分別為醋酸鹽、丁酸鹽、丙酸鹽。**醋酸鹽**能讓腸道維持健康平衡的酸鹼值，並與腸道內壁的受器結合，調節食慾與儲存脂肪。**丁酸鹽**是腸道細胞主要的能量來源，已知能夠減少發炎並抑制 $HDAC_2$，這是種會增加大腸癌風險的蛋白質。**丙酸鹽**具有全身抗發炎的效果，也有助於降低膽固醇與血糖值。

- **產生生存所需的維他命和礦物質：**這些包括**葉酸**，能幫助身體在骨髓當中製造紅白血球，並且把食物轉換為能量；**菸鹼酸**（維他命 B_3），能將食物轉換為能量，有助於降低膽固醇，並且有抗發炎的效果；**維他命 K** 則是有助於凝血。

- **保護我們免受病原體的侵害：**豐富多樣的腸道微生物群基因體有助於抑制致病微生物，也就是病原體的生存與生長。這些病原體包括幽門螺旋桿菌，也就是造成胃潰瘍的細菌；以及有害的大腸桿菌，可能會造成胃痙攣、嘔吐、腹瀉。

- **其他好處：**研究顯示腸道的微生物群基因體也有助於保護心臟、大腦、免疫系統，減少罹患第二型糖尿病的風險。

從共生到生態失衡：
腸道微生物群基因體受到干擾時
會發生什麼事？

　　腸道微生物群基因體與身體其他部分為共生關係，在這種情況下兩者共生共存，相互倚賴彼此。但如果腸道微生物群基因體的微妙平衡遭到破壞，那麼微生物群基因體的組成成份與功能也會受到影響，也就是出現生態失衡的情形，對我們整體的健康都會造成不利的影響：基本上這意味著失去具有保護效果的微生物，可能造成危害的微生物過度增生，並且減少整體的多樣性[2]。

　　為什麼會發生這種情形呢？我們的腸道微生物群基因體跟我們一樣獨特。在逐漸了解這個領域之後，發現基因、飲食、用藥（尤其是抗生素）與其他環境等因素都可能造成永久生態失衡的干擾。

　　以食物為例：我們的腸道微生物群基因體似乎在接觸不同飲食時，會出現較快的改變。西方飲食的脂肪含量特別高，動物性食物的比例也較高。研究顯示這類飲食可能在兩

2　M. Levy et al. (2017), ‘Dysbiosis and the immune system’, *Nature Reviews: Immunology*, 17 (4), pp.219–32

天之內就可以改變微生物群基因體[3]。

生態失衡會對大腸激躁症造成什麼影響？

研究指出生態失衡是造成大腸激躁症的部分原因，也會對某些患者的症狀嚴重程度造成影響。

正如我們在第二章當中提到的，一次的感染可能造成感染後型大腸激躁症，同時使用抗生素也會改變微生物群基因體。最近研究人員正在檢視大腸激躁症與小腸菌叢過度增生之間的關係，這種狀況就是小腸當中住滿了細菌，造成類似大腸激躁症的症狀。微生物群基因體成分的改變會減少微生物的多樣性，在大腸激躁症患者的體內，產生短鏈脂肪酸的細菌也會減少。

飲食改變能夠「治療」腸道微生物群基因體嗎？

生態失衡的微生物群基因體和一些疾病與病變有關，包括：

3　W. L. Wang, S. Y. Xu, Z. G. Ren et al. (2015)，'Application of metagenomics in the human gut microbiome'，*World Journal of Gastroenterology*, 21 (3), pp.803–14

- 克隆氏症與潰瘍性結腸炎
- 過敏
- 肥胖
- 大腸激躁症
- 大腸息肉與大腸癌
- 肝硬化
- 神經病變，例如失智與帕金森氏症
- 心血管問題
- 膽固醇、膽結石
- 營養不良
- 腎臟病[4]

目前尚未證實微生物群基因體成分的改變是這些疾病的原因或結果。這個研究有部分複雜的因素，在於看起來健康的人，體內的微生物群基因體卻大為不同。環境、基因、生活型態等因素共同影響我們的微生物，這些微生物和我們之間也存在著廣泛的互動。困難之處在於對某個人來說是健康的微生物群基因體，並不一定能為另一個人帶來健康。這真

4　R. Ortigão et al. (2020), 'Gastrointestinal Microbiome – What We Need to Know in Clinical Practice', *GE Portuguese Journal of Gastroenterology*, 27 (5), pp.336–51, doi.org/10.1159/000505036

是令人難以置信，但確實如此！

　　地中海飲食，也就是含有大量的新鮮水果、蔬菜、魚，較少紅肉，經證實對腸道微生物群基因體有益。但有一點不證自明，就是雖然各方都建議透過健康的飲食與生活方式來達到整體健康，但我們對微生物群基因體的認識卻相當有限，不足以列出該在何時吃什麼，以及該避免什麼食物。

　　此外，造成腸道微生物群基因體改變的不只有飲食而已。我們逐漸開始了解基因組成、早年生活的影響、壓力與藥物都會對微生物群基因體造成影響。然而，請注意這點：除了現有的藥物與其他現行的症狀管理方式外，對於在深入了解腸道微生物群基因體後，開發潛在治療與管理方式這件事，我則是抱持著樂觀的態度。

關於益生菌補充品

　　益生菌是含有活菌的食物，在疾病、感染、抗生素等治療後有助修復腸道平衡。益生菌的來源包括優酪乳、克菲爾[5]、蘋果醋以及發酵食物，例如康普茶、酸菜、泡菜等

5　克菲爾（Kefir），因發酵過程中會產生乙醇，略帶酒味，因此又稱為牛奶酒，是發源於高加索的發酵牛奶飲料。

等。

另一方面，**益菌生**則是能夠刺激腸道「好」菌生長的食物，例如大蒜、洋蔥、薑、蘆筍。

這些產品的市場相當廣大，主要集中在超市與健康食品店當中的益生菌食品與補充品，我的大腸激躁症病人中有許多人都會服用這些產品。如果你考慮服用益生菌，請和你的家庭醫師討論，將服用益生菌作為促進全身健康的方式之一。其中一種你可以考慮的是 Symprove，這是一種水性的益生菌。研究結果顯示這種益生菌能夠在胃酸下存活夠長的時間，讓益菌停留在小腸當中繁殖[6]。

腸道健康檢測：
至少你現在應該避免的事

近年來有愈來愈多患者就診時，會帶著一份腸道健康檢測，就像下方故事裡的扎拉一樣。

6　G. Sisson et al. (2014), 'Randomised clinical trial: A liquid multi-strain probiotic vs. placebo in the irritable bowel syndrome – a 12 week double-blind study', *Alimentary Pharmacology & Therapeutics*, 40 (1), pp.51–62

扎拉，32歲

　　扎拉是一位自僱的女裁縫師，在出現明顯腹痛的情形長達五年之後來找我。疼痛的情形通常從飯後開始，但她半夜經常會痛醒。令人擔心的是，她在兩年內體重掉了十二公斤（26½磅）。她說她已經去看過自然療法與替代療法醫師了。她被診斷出「腸漏」，開始採用無乳製品、無麩質、低FODMAP飲食。

　　扎拉說，剛開始有些改善，因此開始長期採用這種飲食法，並且遵照建議服用蘋果醋。然而，她發現糞便形狀開始改變，變得又小又硬。接著她付費給獨立實驗室進行昂貴的糞便檢測。檢驗的結果是多達十七頁的彩色文件，說她缺乏數種「益菌」，並且有罹患數種自體免疫問題的「風險」。

　　接著，實驗室建議她服用八種以上的不同營養補充品，以降低罹病風險，所有的營養補充品（可說毫不意外地）都來自同一家公司。她聽從建議購買這些營養補充品，但卻出現皮膚紅疹的問題，同時腹部疼痛與脹氣的情形也開始惡化。扎拉只吃大骨湯與蒸的綠色蔬菜，不敢吃其他東西，擔心症狀惡化。她的體重逐漸減輕，也丟了工作，因為她經常受到症狀影響而必須請病假。

　　我們第一次談話時，她顯得十分疲勞，覺得憂鬱，看起來既蒼白又虛弱。她驗血的結果顯示體內缺乏鐵、維他

命 B_{12}、葉酸，肝臟指數也異常。我請扎拉恢復正常的飲食，少量多餐，持續六週一天吃六餐。我替她做了上消化道內視鏡檢查，顯示她的胃明顯有敏感的情形；小腸切片檢查的結果則顯示她有乳糜瀉的問題。我安排她接受雙能量 X 光吸收測定法（DEXA scan）來檢測骨質密度，結果表示她有乳糜瀉造成的骨質疏鬆症。

在我們討論無麩質飲食，規劃加入其他類食物，以及納入運動計畫之後，扎拉的體重才開始增加。大概花了六個月的時間，才看到她笑顏逐開，顯得有自信，也不再害怕社交。她的事業也開始突飛猛進。她必須持續採用無麩質飲食；不過這也讓她能夠正常吸收其他所需的維他命，也使得她的骨骼強度持續改善。如果她只有排除麩質的攝取，而一直沒有接受診斷，那麼很可能就會冒著乳糜瀉沒有接受治療的風險，同時又營養不良，容易骨折，而且罹患淋巴癌的風險也會增加。

扎拉的故事告訴我們接受科學驗證的檢驗與檢測有多重要：昂貴的檢測不一定是經過驗證的檢測。如果妳有持續不斷出現的症狀，最好應該去就醫。非必要地限制攝取的食物種類不是一種有意義的生活方式，長期下來也無法享受高品質的生活。

腸道健康檢驗（也稱為腸道微生物群基因體檢驗）的過程包含了取得與寄送糞便樣本進行分析，以利檢驗當中含有細菌數量與種類，用以衡量你的腸道有多「健康」。有些檢驗則會透過其他指標來衡量腸道健康，例如鈣衛蛋白，這種蛋白能夠顯示發炎的情形。通常檢驗公司也會提供免費的營養資訊，建議你調整飲食或是服用營養補充品來改善健康。

有些私人公司和網站會提供這些檢驗，但這種方法尚未被英國國民健康署採用，確實有其道理。雖然我相信腸道健康檢測在未來會是相當寶貴的工具，在未來能夠用來檢驗消化與全身的狀況，但這些檢驗背後的科學原理才剛起步，我們對於腸道微生物群基因體的了解也才在萌芽階段：我們仍不清楚「最佳的」腸道微生物群基因體是什麼，以及如何以安全有效的方式調整當中的組合。

我曾和病人一起看過幾份這類報告，但到目前為止，卻沒有看到有用的東西，無論是對我這個腸胃科醫師或是對病人來說都是如此。我會建議大家避免接受腸道健康檢測的理由如下：

- **缺乏標準化：**由於目前沒有單一的標準檢測，各家公司可以設定自己的參數，這意味著你的檢驗結果可能會因公司而異。

- **十分昂貴**：各家價格不一，但有些公司很可能會收至少200英鎊的「基本」檢驗費，如果要進行「進階」的檢測還要額外收費。

- **檢驗結果可能會造成誤導**：有些公司製作的報告可能為了營利而產出沒有根據的結果，說可能有罹患某些疾病的風險。

- **檢驗結果可能造成恐慌，或者更糟糕的結果，可能讓人誤信**：有些檢測會將某些細菌的存在視為罹患某些疾病的風險。這對部份患者來說，可能會讓他們心裡發慌，讓他們非常擔心。一個糞便樣本不足以告訴你未來是否有罹患心血管疾病、糖尿病、大腸癌的風險。

- **目前仍未發現「正常」的微生物群基因體**：有些公司會把你的檢驗結果和群眾檢驗的結果進行比較。由於我們仍不知道最佳的微生物群基因體組合為何，這麼做其實沒什麼用。有些公司也會提供「細菌含量」值的百分比，這同樣也不是很有意義。正確地說，每一克的糞便當中可以發現一千種的細菌。

簡而言之，這些檢驗結果或報告的內容，沒有什麼是諮詢家庭醫師或腸胃科醫師後無法得知的。這些檢測只不過是

針對你的糞便樣本進行快照而已。目前我們無法透過糞便所含的細菌告訴大家該吃什麼，該做什麼，該服用什麼才能改善你的症狀，或是減少某項疾病的風險。

第 7 章
針對症狀的藥物治療

　　現在我們對於大腸激躁症已經有了更深入的認識，就應該繼續談談有助於減輕症狀的治療方式。在患者確診之後，我最常被問到的兩個問題是：「我一輩子都會這樣嗎？」不久之後接著問：「我可以選擇的治療方式有哪些？」

　　雖然大腸激躁症不會危及性命，但仍然是持續一輩子的慢性疾病，很可惜目前沒有任何萬靈丹能夠立刻藥到病除。大腸激躁症的自然循環，是每經過一段時間就會有惡化期與緩解期的變化，任何治療的重點在於控制這些症狀，讓你能夠擁有最佳的生活品質。好消息是目前有現成穩定的成藥與處方藥可使用，但其實有時候不見得需要用藥。

　　如果你的大腸激躁症症狀為輕度到中度，並且不會干擾你的日常生活，那麼你可能會發現只要透過飲食與生活作息的改變就能夠控制。我在第八章當中會提到這點。

　　然而，如果你的症狀為中度到重度，也就是症狀會影響到你的工作、人際關係、家庭關係，以及生活品質的話，那麼藥物確實是值得探索的選擇。例如解決便祕問題的軟便

劑、止瀉藥等等。在本章當中，我會帶你檢視所有目前市面上有的主要成藥與處方藥。我們會一起來看看這些藥物的原理，需要多久才能發揮效果，以及是否有任何副作用。

我也會帶大家看看最近十年新出現的療法，以及所謂的「治癒」方式，例如大腸灌洗法，那是你絕對應該避免的。

此外，你和醫師之間的關係再怎麼強調都不為過。良好的雙向溝通不僅能夠讓你覺得受到支持與傾聽，也會牽涉到治療過程中每個階段的決定（想進一步了解該如何和醫師建立良好關係，參見第十章）。

你應該和醫師進行開放式的討論，包含該使用哪種藥物，這些藥物是否還會搭配其他療法，以及應持續服用還是只有短期服用。你比任何人都更清楚自己的症狀，你的態度與方式也攸關治療的成敗。在本章當中，要消化的內容很多，但我希望你能夠和醫師共同檢視這些選擇。

最重要的是，**你**是自身健康的最佳代言人。藥物治療絕對無法取代良好的生活習慣。除非你補充足夠的水分與營養，否則處方藥物就無法完全奏效。留意身體需要如廁的需求，並給自己足夠的時間排便，這兩點都非常重要。這就像是你如廁時必須保護自己的隱私同樣重要。這對你來說都是十分重要的事，只不過許多人認為上班時要做到這點非常不容易。

在某些案例中，只要採取簡單的措施，就能夠讓一切改觀。其他方式則像本章當中提到的，同樣可以利用，並且在對付頑固型病例時扮演了重要的角色。

我被診斷出罹患大腸激躁症
——我需要哪種治療方式？

在我開始討論可能的治療方式之前，現在是個複習大腸激躁症定義與亞型的好機會。正如我們已知的，大腸激躁症有多種症狀與亞型，治療則必須根據最主要的症狀與亞型來著手，這樣你緩解的機率才會比較高。

由於大腸激躁症是不斷反覆的腸道疼痛事件，平均而言，是在過去三個月中，每週至少會出現一天。這種情況會和下列一種以上的情形同時發生：

1. 排便時會讓症狀變好或變差
2. 排便頻率改變
3. 糞便形狀（外觀）改變

接著大腸激躁症可以分為下列幾種亞型：

• 患者主要的問題為便祕（IBS-C）
• 患者主要的問題為腹瀉（IBS-D）

- 混合型，也就是患者可能兩種問題都有（IBS-M）
- 無法分類的大腸激躁症：患者符合大腸激躁症的診斷標準，但無法確切分入上述的任一種亞型。

在接下來的部分當中，我會把重點放在 IBS-C 以及 IBS-D，也就是便祕與腹瀉為主的大腸激躁症。如果你被診斷為混合型或是無法分類的大腸激躁症，那麼很可能必須使用綜合的治療方式。

便祕型大腸激躁症（IBS-C）的治療方式

在我的經驗當中，只要在飲食當中增加水份以及水溶性纖維的攝取，許多便祕型大腸激躁症患者的症狀就會立刻有所改善。有些患者表示服用洋車前子粉或是相關補充品的效果也很好，這是一種人體無法吸收的纖維，能夠增加糞便的體積，舒緩便祕的情形；這是種易溶於水的纖維，也可用來處理腹瀉問題。

然而，如果這些方式失敗了，接下來的步驟就是要嘗試一些現成的瀉藥。能夠舒緩便祕的瀉藥可以分為兩大類：滲透壓瀉劑與刺激性緩瀉劑。

滲透壓瀉劑

這種瀉藥的原理是從人體當中吸取更多水分進入腸道當中，能夠讓糞便變軟，更容易通過腸道。滲透性瀉藥主要有兩種：聚乙二醇（macrogols）與乳果糖（lactulose）。

- **聚乙二醇瀉劑：** 這類瀉藥含有大分子，能夠讓糞便保留並持有水分。這類藥物用於便祕以及舒緩糞便阻塞（糞便過硬卡住）的問題。通常為藥粉的形式，加入一杯水中混合服用，每天服用一次，在需要時每天最多服用兩次。這類藥物的口味相當多元（例如巧克力口味，如果你特別喜歡的話），雖然許多患者說原味的最可口。

  聚乙二醇瀉藥非常便宜，也很容易取得，有許多廠牌如Movicol、Cosmocol、Laxido。大部分的患者都能夠耐受聚乙二醇瀉藥，因為副作用比其他滲透性瀉藥低。不過，仍然會有副作用發生，包括腹部疼痛、腹瀉、噁心、胃脹氣等等。

  研究顯示，雖然這類的瀉藥能夠舒緩便祕問題，意味著患者能夠明顯產生較多自主腸胃蠕動，改善糞便的質地並且減少用力排便的情形，但對於腹痛或是

脹氣的問題幫助不大。

　　聚乙二醇在未經醫師指示的情況下不應服用超過一週。

- **乳果糖瀉劑**：乳果糖是一種來自糖的液體，不會被人體吸收，但是會從腸道吸水，讓糞便軟化。乳果糖透過口服的方式，能夠以較慢的速度清空腸道，要達到完整效果約需十二至四十八小時。

　　乳果糖瀉藥可供孕婦使用，是藥局可以買到的成藥，但是要到有藥師的藥局購買，無法在超市或其他商店購得。副作用包括噁心、嘔吐、腹部疼痛（通常使用較高的劑量才會發生）、放屁或脹氣。

其他滲透性瀉藥還有：

- **瀉鹽**：這是種能迅速發揮作用的鹽類瀉劑，能夠將水分拉進小腸當中，迅速清空腸道。最短只要半小時左右就能發揮作用（最長則為三小時）。例如檸檬酸鹽、鎂乳等鎂製劑、硫酸鹽、磷酸鈉等等。

　　瀉鹽不可長期使用，因為會造成人體缺水與礦物質不平衡。如果醫師建議你使用瀉鹽，請你在使用的期間攝取大量水份。瀉鹽不適合有腎臟疾病或是服用降低鈉值藥物的人使用。

- **甘油栓劑：**這種藥劑具有吸取水分的滲透效果，甘油也可作為輕微的刺激劑，能夠促使腸道肌肉收縮，有利人體排出糞便。這種塞劑通常會在塞入後十五分鐘到一小時內促使腸道蠕動，所以使用的最佳時機為早上便意最強烈的時候。有另外的塞劑會在夜間發揮作用，因此最佳使用時機為上床睡覺之前。你使用塞劑時可能會很緊張，但是患者往往會發現用起來很直覺，沒有嚴重的副作用。然而，可能的副作用包含插入後肛門周遭有灼熱感或是覺得刺激，腹部疼痛與痙攣。

<u>瀉藥成藥：五個成功的重要訣竅</u>

1. 如果你有長期的便祕問題，在自行使用現成的瀉藥之前最好先去就醫。
2. 請先仔細閱讀藥品的說明書，如果有疑問，請詢問藥劑師。
3. 請不要使用超過建議用量的劑量。
4. 持續補充水分：使用所有的瀉藥時，每天都要攝取 1.5 公升（2½ 品脫）的水，每次服用瀉藥時，要搭配 100 毫升（3½ 液盎司）的水，避免發生脫水的情形。

5. 使用現成的瀉藥時，非經醫師指示請勿使用超過一週。某些情況下，經由醫師指示即可使用較長一段時間。然而，濫用瀉藥意味著為了緩解便祕以外的目的，而長時間過量使用瀉藥。這很可能會造成飲食失調、幻想出來的病症或孟喬森症候群，也就是患者會有就醫妄想症。

　　長期濫用瀉藥可能造成嚴重的腸道蠕動問題，例如瀉藥性結腸症或懶惰腸。瀉藥性結腸症是長期使用刺激性瀉藥造成腸道在解剖學與生理學上的性質改變。這會造成腹部疼痛、脹氣、飽足感、腸道無法完全排空。濫用瀉藥也會造成不可逆且嚴重的損害，例如腎衰竭、肝臟損傷、腸道神經損傷。因此很重要的一點是必須適度使用瀉藥，並且要在醫師的監督下使用。

刺激性緩瀉劑

　　刺激性緩瀉劑用來迅速解決便祕問題，能透過增加蠕動，也就是消化道的正常肌肉收縮。這意味著腸道蠕動的速度會變快，液體的量也會增加。

　　這些瀉劑在許多地方都能買到，我發現許多患者在來找

我之前都試著使用過了。然而，我要呼籲大家小心使用：刺激性的瀉劑請在藥劑師或是醫師的建議下使用。除了會出現噁心的副作用以外，長期使用會產生依賴性，變得要使用瀉劑才能讓腸道蠕動。

- **番瀉葉**：番瀉葉指的是番瀉樹的豆莢或是葉子，經常被用來當作瀉藥。番瀉葉含有名為番瀉苷的化學成分，能夠刺激腸道內壁，造成腹瀉的效果。

  番瀉葉錠可說是超市與藥局最容易買到的瀉藥。許多商店會販售自己品牌的產品。大部分品牌的產品含有7.5毫克的番瀉苷B（活性成份），「最強效」的配方則含有雙倍的劑量。許多茶和液態配方當中也含有番瀉葉的成分。

  兒童與成人使用番瀉葉都安全無虞，但不建議孕婦使用。

- **比沙可啶**：在英國最知名的廠牌為Dulcolax，比沙可啶也是另一種刺激性瀉藥，是許多超市當中都能看到的「治便祕」配方。比沙可啶有錠劑和塞劑兩種形式。通常錠劑的劑量為5-10毫克，通常在睡前服用，10毫克的塞劑則是早上一起床時使用。

其他治療便祕型大腸激躁症的方式

- **軟便劑：** 這種藥劑的作用在於增加糞便的含水量與脂肪，讓糞便較軟且易於通過腸道。這也大幅減少或是避免排便時需要用力的問題。除了大腸激躁症以外，軟便劑也經常用在生產或手術後，或是痔瘡發作後。主要的軟便劑成份為多庫酯鈉（美國常見的品牌名稱為 Colace，英國則為 Dulcoease），有溶液與膠囊的形式。軟便劑本身相當溫和，但可能會造成腹部痙攣。有些患者會對軟便劑產生輕微的抗藥性，經過一段時間之後會需要使用較高的劑量。

- **灌腸：** 灌腸是從直腸灌入液體，可能是水或是鹽水，作為機械式滲透性刺激劑，可用來解除嚴重的便祕，以及在進行手術之前清腸。

　　大部分藥局都有現成的灌腸劑。當灌入液體之後，請你務必忍耐幾分鐘，直到有強烈的排便慾望才去排便。灌腸很可能造成不舒服的脹氣或痙攣；然而，這種方式通常能夠在短時間內清除腸道的內容物。

為什麼你該避免大腸灌洗法？

大腸灌洗法或洗腸，是把一根管子伸入直腸當中，用大量的水（有時候會加上藥草甚至是咖啡）「沖洗」腸道。我的建議是什麼？把錢省下來吧！

大腸灌洗法非常受歡迎，替代療法醫師更是喜歡用這種方式，但是傳統醫學界卻覺得這種方式相當不可信。迅速在網路上搜尋一下，就能夠看到大量推薦透過大腸灌洗法增進腸道蠕動與減少便祕的廣告與網站。但這些宣稱完全沒有科學根據。

其他相信大腸灌洗法有幫助的人，認為這種方式能夠幫助身體「排毒」，有助於減輕體重，促進消化，改善體力，甚至降低罹癌的風險。同樣地，目前也沒有任何證據支持這些說法，沒有任何內科醫師或是醫療專業人士會推薦這種做法。

此外，大腸灌洗法的風險還包括：

- 脫水
- 使用的器械造成直腸或腸道穿孔
- 干擾電解質平衡，例如鈣、鉀、鎂等，這些都是重要的礦物質，使人體維持體液平衡，並且調節人體的不同功能，例如維持血壓以及肌肉收縮等。如果你有心臟或腎臟疾病，這點更是危險。

- **感染**：在1970年代晚期與1980年代早期，爆發了阿米巴性痢疾，這種疾病是因為腸道感染了阿米巴原蟲這種單細胞的寄生蟲，原因是美國的診所提供大腸灌洗的服務，造成七人死亡[1]。這個事件之後，促成了灌洗時使用單次使用／拋棄式的醫材。

　我可以理解便祕非常痛苦，但我要呼籲你不要採用大腸灌洗的方式。請先諮詢醫師的意見。或許有些治療方式是你還沒嘗試過的，或者你必須等一段時間才能讓目前的治療方式發揮作用。

- **潤滑劑瀉劑**：這些為油性的潤滑劑，使用石蠟油來形成防水膜，包住大腸與糞便，讓糞便變得柔軟容易排出，通常六到八小時就會排便。潤滑劑瀉劑較少使用，因為治療效果相當有限。有些人因此缺乏維他命A、D、E、K，也可能會阻礙其他藥物的吸收。少數會造成肺損傷，例如類脂性肺炎，這是罕見但十分嚴重的疾病，成因是有脂肪或油脂進入肺部。

1　G. Istre et al. (1982), 'An outbreak of amebiasis spread by colonic irrigation at a chiropractic clinic', *The New England Journal of Medicine*, 307 (6), pp.339–42

便祕型大腸激躁症處方藥物

過去幾十年來，有許多治療大腸激躁症的新藥上市。

腸道標靶藥物療法

腸道標靶藥物會鎖定腸道組織，用在便祕型大腸激躁症者身上，往往能夠發揮良好的效果。

鳥糞嘌呤環化酶致效劑獲得藥證並用於治療中度至重度的便祕型大腸激躁症患者的便祕問題。這種藥物能夠增加腸道的分泌與運動，糞便較容易排出，也能夠減輕腹部疼痛問題。目前在英國的處方用藥為Linaclotide，為290微克的膠囊，每天服用一次；這種藥物的另外一個名稱為Constella。在美國和墨西哥，藥名為Linzess，提供的劑量為72微克、145微克和290微克。

這類藥物經證實相當有效、安全，耐受度也相當良好。研究顯示，相較於服用安慰劑的受試對象，服用Linaclotide的患者在腹部疼痛／不適、脹氣、用力排便、糞便質地、每週自動排便次數方面都有明顯的改變。主要的副作用可說在意料中，就是腹瀉，只有6%的患者受影響，且停用即可改

善[2]。

5- 羥色胺（血清素）4 受體拮抗劑

我們都非常清楚血清素這種荷爾蒙的重要性，主要功能為負責調節心情與幸福感。但是人體製造的血清素當中，有90% 都在腸胃當中。血清素（5- 羥色胺，5-HT）是非常重要的神經遞質，也就是化學傳訊者，能夠控制腸道的運動與感知功能。

最近在大腸激躁症療法方面的進展，包括有助於調節血清素值與活動的療法。治療便祕型大腸激躁症時，主要要刺激腸道當中的血清素受器，尤其是血清素第四型受器（也就是5-HT4）。這有助於增加腸道蠕動，加速糞便通過腸道的速度[3]。

其中一種藥物為 Prucalopride，這種藥物不僅能夠刺激

2　E. D. Shah, H. M. Kim and P. Schoenfeld (2018), 'Efficacy and Tolerability of Guanylate Cyclase-C Agonists for Irritable Bowel Syndrome with Constipation and Chronic Idiopathic Constipation: A Systematic Review and Meta-Analysis', *American Journal of Gastroenterology*, 113 (3), pp.329–38

3　C. M. Prather et al. (2000), 'Tegaserod accelerates orocecal transit in patients with constipation-predominant irritable bowel syndrome', *Gastroenterology*, 118 (3), pp.463–8, doi.org/10.1016/s0016-5085(00)70251-4

血清素受器，同時也沒有瀉藥的副作用[4]。Prucalopride 在英國與美國皆可取得（在美國的藥名為 Motegrity），建議僅用於長期便祕的女性患者（因為臨床實驗仍沒有足夠的男性參加，無法證實藥物的效果）。只有在使用兩種類別以上的瀉藥，且用量為最高容許值達六個月以上，且無法有效緩解時才能使用。

部分 5- 羥色胺 4 受體拮抗劑（Tegaserod）於 2002 年時在美國核可上市，有 2 毫克或 6 毫克兩種錠劑，品牌名稱為 Zelnorm。通常建議的劑量為每天服用兩次，每次 2-6 毫克。但很可惜 Tegaserod 在 2007 年時由於會造成心血管不良反應的副作用而撤回。目前這種藥物仍在使用當中，但僅用於事先獲得美國食品藥物管理局（FDA）授權的緊急狀況下，但這些限制受到了多方抗議。

不過，Prucalopride 已經安全使用多年無虞，也沒有類似的問題。

4　E. P. Bouras, M. Camilleri, D. D. Burton et al. (1999),　'Selective stimulation of colonic transit by the benzofuran 5HT4 agonist, prucalopride, in healthy humans'　, *Gut*, 44, pp.682–6

Lubiprostone (Amitiza)

這類藥物稱為氯離子通道活化劑，能夠讓更多體液中的血清素進入大腸當中，糞便就會較軟較容易通過腸道。Amitiza膠囊在2019年時已在英國停用，目前市面上沒有其他含有lubiprostone成分的藥物。然而，部份國家仍可取得Amitiza這種處方藥，包括美國在內。

　　註：Amitiza膠囊台灣未引進。

其他藥物

目前有許多新藥物都在進行臨床實驗當中，未來在英國可能會獲得許可，並用來治療便祕型大腸激躁症。有些已經在其他國家上市，例如tenapanor已在2019年時在美國獲得使用許可。Tenapanor的藥名為Ibsrela，是一種鈉／氫交換蛋白3（NHE3）抑制劑。這些藥物能夠減少小腸與大腸當中鈉的吸收，讓更多體液中的血清素進入腸道當中，糞便就能較軟較容易通過。有兩份研究同時也發現tenapanor有助於減輕腹部疼痛。

腹瀉型大腸激躁症（IBS-D）
的治療方式

和便祕型大腸激躁症的治療方式一樣，有許多成藥與處方藥可使用，包含了止瀉藥和膽酸結合劑。

止瀉藥

這些藥物透過調整腸道肌肉活動，延長糞便通過的時間來發揮作用。註：這些基本上對於綜合型大腸激躁症患者來說無法發揮長期的效果，如果你有便祕型大腸激躁症，應該完全避免服用這種藥物。

- 樂必寧（Loperamide，也稱為Imodium或Imodium A-D）：這種化合物能夠抑制腸道蠕動。這種藥物也因為能夠使得肛門括約肌緊繃，因此能用來改善大便失禁的問題。有幾個針對腹瀉型腸躁者患者的研究，發現樂必寧能夠有效減少排便頻率，改善糞便的質地，但似乎對於腹部不適或脹氣問題無效。

  樂必寧只應在需要時使用小劑量，不應在無醫囑的狀況下使用超過一週。

- **鴉片類製劑，包括 Lomotil 在內：**你過去很可能在手術後使用鴉片類藥物，或是用這類藥物止痛，但鴉片類藥物也能夠讓腹瀉型大腸激躁症患者的腸道運動減緩。Lomitil 是處方用藥，當中含有一種鴉片類物質苯乙哌啶加上阿托品。苯乙哌啶類似鴉片類的止痛劑，但在這種情況下能夠減緩腸道運動。阿托品是抗膽鹼類的藥物，能夠阻斷腸道肌肉細胞表面促使肌肉收縮的受器。阻斷這些細胞受器能讓腸道壁的肌肉放鬆，減緩運動速度。

　　另一種可以開立給患者控制腹瀉的藥物為磷酸可待因。

　　這種藥物和鴉片類藥物一樣，都有上癮的風險，也可能損害我們執行開車等活動的能力，因此必須謹慎使用，只有在醫師指示下才能使用。

膽酸結合劑

　　我們再度前情提要一下，膽酸是在肝臟製造的膽汁中含有的成分。膽汁儲存在膽囊當中，在進食的時候才會釋出進入小腸當中，幫助分解與吸收食物當中的脂肪與維他命，以及排除廢棄物。

　　幾乎所有（約97%）的膽酸都會在小腸的最後一段（迴腸）被吸收，並且回到肝臟。如果這種循環遭到破壞，就稱為膽酸吸收不良或是膽汁酸腹瀉。每一百人當中，就有一人受到膽酸吸收不良的影響，不過腹瀉型的大腸激躁症患者中，罹病的機率會上升到每三人就有一人出現這種問題。

　　檢測膽酸再吸收的診斷性檢驗稱為硒高牛磺膽酸檢驗（SeHCAT scan）（參見第四章〈膽酸吸收不良〉），在試圖使用膽酸結合劑之前應先進行此項檢測。註：在美國無法進行硒高牛磺膽酸掃描檢驗，但可以進行驗血。

　　膽酸結合劑能夠和小腸當中的膽酸結合，讓膽酸不會再刺激大腸。透過有效清除膽酸的方式，就能讓糞便較為堅硬[5]。膽酸結合劑的藥物是處方用藥，當中含有可利舒散（Questran）、降膽寧或是克攝萌。可利舒散為懸液用粉劑，要和液體混合後服用，是英國最常使用的膽酸結合劑。不過有些人覺得味道難以下嚥，偏好服用錠狀的降膽寧。

5　T. S. Odunsi-Shiyanbade et al. (2010), 'Effects of chenodeoxycholate and a bile acid sequestrant, colesevelam, on intestinal transit and bowel function', *Clinical Gastroenterology and Hepatology*, 8 (2), pp.159–65

小訣竅

　　如果你有膽汁酸腹瀉的情形，最好採用低脂肪飲食，因為你的身體無法消化脂肪，這種情況會讓腹瀉的情形加劇。

標靶藥物

　　和便祕型大腸激躁症一樣，近年來也出現許多腹瀉型大腸激躁症的新治療選擇，重要的類型茲列出如下。如果醫師開立適當的處方，並妥善進行追蹤，那麼這些都是非常有用且安全的治療方式。

- **Eluxadoline**：這種藥物能夠與鴉片受器結合，減緩腸道內容物的移動速度。雖然這種藥物在英國與歐盟已無法取得，但其他國家如美國、加拿大等地仍可使用。不建議肝臟損傷、嚴重酗酒或膽囊已摘除者使用這種藥物。
- **血清素拮抗劑**：在治療便祕型大腸激躁症時，重點在於刺激腸道當中的血清素受器。在治療腹瀉為主的大腸激躁症時則正好相反。5-羥色胺（血清素）3受體拮抗劑能夠主動阻斷血清素受器，減少運動，舒緩腹

部疼痛。

美國的這種處方藥物品牌名稱為 Alosetron，用來治療嚴重的腹瀉型大腸激躁症女性患者，並且是症狀持續六個月以上，對其他藥物治療都無效的患者。Alosetron 和另一種血清素拮抗劑 Cilansetron 經證實能夠改善所有的大腸激躁症症狀，舒緩腹部疼痛與不適[6]。

然而，在剛開始使用這種藥物時，會出現一些嚴重的副作用與併發症，因此現在剛開始開立 Alosetron 時，劑量都會低於美國先前核可的劑量。這種藥物的管制相當嚴格，只有列入開立 Alosetron 計畫名單內的醫師能夠開立這種藥物。

6　V. Andresen et al. (2008),　'Effects of 5-hydroxytryptamine (serotonin) type 3 antagonists on symptom relief and constipation in nonconstipated irritable bowel syndrome: A systematic review and meta-analysis of randomized controlled trials'，*Clinical Gastroenterology and Hepatology*, 6 (5), pp.545–55

史妲芳妮雅，24 歲

　　年輕的投資銀行家史妲芳妮雅在工作方面有著非常高的成就，但是說到健康這件事，卻是差到不行。她來找我時，主訴是腹部劇烈疼痛，在進食過後尤其嚴重，同時也有噁心感。這些這症狀約持續了一年，讓她在原本高壓的工作環境外承受了更多壓力。

　　史妲芳妮雅來找我之前，大幅地改變了飲食習慣，完全不吃麩質和乳製品。因此，她瘦了六公斤（13¼磅）。疼痛和這些症狀嚴重地損害了她的生活品質。史妲芳妮雅承認，她很害怕外出與社交，因為她一天要排三次軟便，晚上也因為疼痛而難以入眠。唯一有幫助的只有運動。

　　我仔細檢視史妲芳妮雅的病史，發現她有憂鬱症的家族病史，母親和姊姊都有，問題來自甲狀腺功能低下。她在診療期間泣不成聲，她說終於能夠坦誠地說明自己的症狀，因為之前她去看的兩個醫師都沒有認真看待她的症狀。很難過的是，我經常聽到大腸激躁症患者對我說這樣的話。

　　我替她安排了四次檢查，包含一次內視鏡與大腸鏡，結果相當正常。驗血的結果發現她的維他命 D 偏低，但卻沒有乳糜瀉或是甲狀腺功能的問題。

雖然史姐芳妮雅不太願意接受，但我建議她不要再採取排除乳製品與麩質的飲食，而是應該恢復正常均衡的飲食，只不過要少量多餐。後續我們討論時，她說她的症狀在週末會改善，但是週日晚上又會開始加劇。我們討論了舒緩工作壓力的方式，以及調整工作模式。在大量討論之後，她同意嘗試劑量非常低的抗憂鬱劑，這是大腸激躁症經常使用的藥物。我向她保證這種藥物不會成癮，也不用終生服用，但需要一到兩個月的時間才會看到效果。

我們每個月都會回診追蹤，到了第四個月時，史姐芳妮雅睡得比較好，也能夠多吃一點東西。我們都同意她應該持續用藥，這也是她身體接受度很好的藥物。

在我們初診後一年，史姐芳妮雅覺得比較開心，睡得比較好，並且恢復限制飲食前的體重。她花了六個月的時間才開始相信我們的醫療計畫，而接下來的六個月她開始有意願再度參加社交活動，不用擔心自己的症狀。現在史姐芳妮雅過得很好，準備開始停藥，和食物之間維持了較為健康的關係，也了解在未經醫師指示下貿然排除某幾類食物只會讓她的焦慮感惡化。

抗生素

利福昔明（Rifaximin）是一種不可吸收口服抗生素，可用來治療腹瀉型的大腸激躁症。這種藥物研發背後的理論，是認為至少有部分腹瀉型大腸激躁症患者體內的微生物群基因體異常。利福昔明經過多次臨床實驗，證實能夠安全有效地治療腹瀉型大腸激躁症的症狀。這種藥物在美國的藥名為 Xifaxan，在加拿大則為 Zaxine。在英國，這種藥物僅被核可用來治療旅行者的腹瀉，所以要開立這種藥物治療小腸菌叢過度增生，僅能透過私人醫師開立處方取得，因此費用相當昂貴。

腹部疼痛與脹氣的治療方式

各型大腸激躁症患者都有腹部疼痛與脹氣的問題。第一線的腹痛藥物中都含有**解痙劑**，這種藥物能夠讓腸道肌肉放鬆。針對因為大腸激躁症而出現腹痛的患者，通常是有需要時才使用解痙劑。便祕型大腸激躁症患者僅有在便祕獲得妥善治療但腹痛仍持續發生時才能使用。

如果你在服用解痙劑後仍持續腹痛，請和醫師討論「疼痛調節藥物」，也就是使用低劑量的**抗憂鬱劑**，用來減少腸

道神經敏感的問題。

什麼是解痙劑？

解痙劑能夠阻斷腸道內神經脈衝的傳導，讓腸道平滑肌放鬆，漸少腸道的運動。讓緊張的肌肉放鬆，能夠舒緩平滑肌痙攣造成的腹痛。這種藥物特別有效是因為能夠治本，而非消除痛覺而已。

主要的解痙劑為丁基東莨菪鹼（hyoscine butylbromide），藥品名稱為Buscopan，已經使用了好幾十年，經過多次試驗與檢驗，是安全可靠且可自行購得的成藥。其他的解痙劑還有鹽酸美比非寧（mebeverine hydrochloride）和檸檬酸艾唯林（alverine citrate）。薄荷油也有助於消除痙攣（參見第九章以瞭解更多資訊）[7]。

抗憂鬱劑

我發現許多患者一開始連討論抗憂鬱劑都不願意。他們是因為身體疾病來找我，我一提到抗憂鬱劑時，有些患者會

---

7 M. Camilleri, A. C. Ford (2017), 'Pharmacotherapy for Irritable Bowel Syndrome', *Journal of Clinical Medicine*, 6 (11), doi.org/10.3390/jcm6110101

覺得很不自在，因為他們會把這種藥物和精神疾病聯想在一起。我可以理解，有人會想到藥物的習慣性、副作用、白天嗜睡、和其他藥物的交互作用等等，這些都是可以向患者解釋清楚的。然而，抗憂鬱劑的用途不是只有用來治療臨床上的憂鬱症。

我在患者談話時如果提到抗憂鬱劑，都會向患者強調說，我們不是用來治療憂鬱症，而是因為抗憂鬱劑是我們治療方式中非常強而有力的一種，因為這種藥物具有止痛或是麻醉的效果[8]。抗憂鬱劑能夠針對腸道當中的疼痛路徑。我往往會在對話當中將抗憂鬱劑稱為「疼痛調節劑」，區分止痛和治療心理健康情緒的一般用途。

我開立疼痛調節劑來治療大腸激躁症的腹部疼痛時，一開始都用非常低的劑量。這是因為這些藥物開始發揮作用的速度很慢，因此需要四到六週的時間評估反應，看看劑量是否需要調整。

有兩種「疼痛調節劑」對於治療大腸激躁症引發的腹部疼痛特別有效：

8　A. C. Ford, N. J. Talley, P. S. Schoenfeld et al. (2009), 'Efficacy of antidepressants and psychological therapies in irritable bowel syndrome: Systematic review and metaanalysis', *Gut*, 58 (3), pp.367–78

1. **三環抗憂鬱劑（TCAs）：**這些也被稱為神經調節劑，也能夠用來消除纖維肌痛、長期頭痛、糖尿病神經病變等疼痛[9]。此外，三環抗憂鬱劑可以減緩腸道運動，因此對腹瀉型的大腸激躁症非常有用。雖然有些廢話，但我還是想再提一次，就是如果你有便祕問題的話，使用時必須特別留意。這類的藥物包括了安米替林（amitriptyline）、去甲替林（nortriptyline）、伊米普樂敏（imipramine）、地昔帕明（Desipramine）。如果其中一種的耐受度不好，可以嘗試另一種。

2. **選擇性血清素回收抑制劑（SSRIs）與血清素－正腎上腺素回收抑制劑（SNRIs）：**這些藥物的研究證據較為不足，近年來的結果也有些不一致，或許部分是因為研究設計的緣故。不過，這些通常用來治療憂鬱症為輔因子的大腸激躁症患者[10]。

---

9   R. A. Moore et al. (2015), 'Amitriptyline for neuropathic pain in adults', *Cochrane Database of Systematic Reviews*, doi.org/10.1002/14651858.CD008242.pub3

10 G. Tabas, M. Beaves, J. Wang et al. (2004), 'Paroxetine to treat irritable bowel syndrome not responding to high-fiber diet: A double-blind, placebo-controlled trial', *American Journal of Gastroenterology*, 99, p.914.

抗生素

有個使用抗生素來治療中度到嚴重大腸激躁症患者的特殊案例，這些患者有腹脹情形，沒有便祕，但採用其他方式如低FODMAP飲食、解痙劑、三環抗憂鬱劑等都無效。最後是用利福昔明進行為期兩週的療程。研究報告顯示，比起安慰劑組，使用利福昔明的組別在整體症狀改善方面更為有效，也比安慰劑組更能夠消除脹氣[11]。基本上來說，沒有其他抗生素是用於治療大腸激躁症的，不過有些醫師會開立新黴素來治療小腸菌叢過度增生問題，因為這種抗生素比利福昔明便宜。利福昔明這種不可吸收的特質，讓藥物具有良好的安全性，到目前為止也可說是較佳的治療選擇。

接受利福昔明治療的患者表示在後續追蹤時，症狀會持續緩解，這種治療方式最多可以持續進行三次[12]。

11　M. Pimentel et al. (2011), 'Rifaximin therapy for patients with irritable bowel syndrome without constipation', *The New England Journal of Medicine*, 364 (1), pp.22–32, doi.org/10.1056/NEJMoa1004409

12　S. B. Menees et al. (2021), 'The efficacy and safety of rifaximin for the irritable bowel syndrome: A systematic review and meta-analysis', *American Journal of Gastroenterology*, 107 (1), pp.28–35; quiz p.36

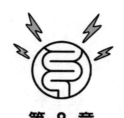

第 8 章
飲食與心理治療

我們都知道大腸激躁症沒有一體適用的診斷方式。處理大腸激躁症的方式，不是只能使用成藥和處方藥而已。首先，必須選擇適當的醫師，和醫師談話。良好的醫病關係本身就具有療癒的效果，因為對診斷與治療有信心，才能夠成功消除症狀。

治療大腸激躁症必須採用全面的方式，當然少不了對症下藥，但同時也應該檢視你的飲食與生活型態，才能夠因應你的狀況。提到大腸激躁症，食物可說是個雷區。五位大腸激躁症患者當中，有四位會說自己出現了與食物相關的症狀，尤其是特定類型的碳水化合物與脂肪[1]。

進食應該是能夠和他人共同好好品嚐與享受的事。你在公司裡會跳過一餐不吃，或是吃東西會讓你覺得意興闌珊或很痛苦嗎？如果你覺得這些聽起來很熟悉，那麼請你繼續看

1　M. Simrén et al. (2001), 'Food-related gastrointestinal symptoms in the irritable bowel syndrome', *Digestion*, 63 (2), pp.108–15

下去。在本章當中，我們會討論一些很直接的飲食改變，你今天就可以開始做，例如增加水溶性纖維的攝取，養成定時用餐的習慣等等。我們也會來看看低FODMAP飲食，在營養師的指導下，透過這種飲食法能夠找出不易消化、造成不適的食物來源。

當然，治療大腸激躁症的整體方式不只有均衡的飲食而已。運動也相當重要，因此我也加入一些建議，告訴你運動為什麼能夠減少放屁與便祕的症狀，以及哪些是可以嘗試的最佳運動。

最後，我們也會來看看心理健康對大腸激躁症的影響，以及一些簡單的策略如何能夠讓你更能妥善應付這些症狀。

大腸激躁症的友善飲食

有句話說：「人如其食。」說到大腸激躁症，你的飲食非常重要：針對症狀攝取適當的食物，會改變糞便的質地，以及放屁、脹氣等症狀。相反地，攝取許多錯誤的食物可能讓你的症狀惡化，讓你疼痛不適，也很可能飽受折磨。然而，讓你嚴格的限制攝取的食物，則是應該避免的錯誤。

正如我們之前看到的，大腸激躁症的患者當中，有超過

80%的人都會出現食物相關的症狀[2]。不過,這並非食物本身造成的。實際上,這是因為進食以及消化的過程造成的,一切都從你吞下第一口食物開始。切記,你的食物不會立刻消化,用餐相關的症狀不一定是哪一類食物造成的。

關於食物,請你做出明智健康的選擇,在進食的時候,確切思考你吃什麼,怎麼吃,以及什麼時候吃,這些就能夠盡可能控制你的症狀,同時改善你的生活品質。

為什麼不需要進行過敏原檢測?

確診大腸激躁症這種病症時,會想要找出問題的來源,根除病因,這是再自然不過的事了。但有時候想要找出解決方式的慾望,卻會讓大家杞人憂天。

許多患者會問我,他們是否需要進行檢測來釐清他們的症狀是否為過敏反應。雖然過敏科醫師平常都會用皮膚針刺或是驗血的方式來診斷食物過敏,但在診斷與處理大腸激躁症時卻不需要如此。簡單來說,食物過敏不會造成大腸激躁症;是身體將某種物質視為威脅,出現特定免疫反應時才需

---

2 同本章註 1

要進行這種檢測，例如花生、貝類、牛奶、雞蛋等等。

　　過敏反應通常都是立刻發生，會馬上出現讓你警覺的跡象，例如口腔喉嚨發癢，出現蕁麻疹以及臉部腫脹。在某些情況下，食物過敏可能會危及性命。較常見的是食物不耐的情形，這種情況較難診斷出來（請參閱下方內容）。實際上，只有1%的成年人會出現真正食物過敏的情形。如果你出現任何上述警訊症狀，請立刻就醫。

飲食會如何影響大腸激躁症？

　　對你腸道中微生物群基因體最好的飲食，就是多樣化、多色、包含所有不同形狀、尺寸蔬果的飲食，請你想想苦瓜／山苦瓜，這是亞洲菜餚常見的食物，還有白蘿蔔、紫蘆筍、深綠色的恐龍羽衣甘藍葉。

　　以蔬食為主的飲食能夠提供益菌生給腸道的微生物，這些微生物就能生生不息，對抗各種疾病。如果你的飲食受限，那麼微生物群基因體很可能會受苦，多樣性會降低，並且開始變得不平衡，最後就出現大腸激躁症型態的症狀。

如果是食物不耐檢驗呢？

和上述的食物過敏相反，食物不耐並不會威脅生命，不是人體免疫系統引發的反應。這些症狀通常都是逐漸出現的，在你攝取那種食物之後的幾個小時才發生，而且通常都是大量攝取才會。多種不同的食物都可能造成不耐。

許多公司都提供了食物不耐的商業檢測。他們往往會製作彩色、昂貴且詳盡的報告，但當中經由科學驗證的資訊卻不多，更不要說診斷了。我似乎又再老調重提了，但我的建議就是省下這筆錢吧，另外毛髮分析以及過敏原蛋白血液檢測也是一樣。

如果你擔心不耐的問題，最好要寫食物日誌，看看你避免特定一類的食物之後會有什麼反應，接著再次攝取這種食物。接著如果你的問題持續存在，就應該和家庭醫師討論日誌內容。

替代與傳統過敏原檢測

傳統檢驗真正食物過敏原的過敏檢測是經過科學驗證且有根據的，並由註冊的健康專業人員執行。這些檢測包括：

1. **皮膚點刺測試：** 如果結果為陽性，這些小小的測試點會突起形成丘疹，表示有免疫球蛋白 E 造成的食物過敏。臨床病史也會用來分析完整的過敏情形。

2. **血液檢驗：** 放射性過敏原吸附試驗（RAST）測量常見過敏食物造成血液中的免疫球蛋白 E 抗體值。同樣地要作出診斷，臨床病史也相當重要。

3. **食物激發試驗：** 進行的過程為將少量懷疑為過敏原的食物放入口腔中。在觀察到有症狀出現時，會逐漸增加食物的量。然而，這種試驗必須有醫療人員的監督，並在有急救設備的地方進行。

4. **食物排除再加入試驗：** 這種方式非常耗時，而且最好在專業營養師的監督下進行，確保患者在進行試驗的期間攝取了均衡的營養素。

建立規律的用餐模式

在問診時，討論飲食習慣是很重要的一個環節，患者經常告訴我，他們通常都不吃早餐，兩餐之間間隔很久，或是很晚才吃大餐。就像我們在第二章當中看過的瑞秋個案研究一樣，其他患者也承認會不吃東西，避免在工作或和朋友在一起時出現尷尬的症狀。

　　試著撰寫飲食日誌幾天，看看是否出現不良的飲食模式。請你問問自己：你多常不吃早餐，或是狼吞虎嚥地吃午餐？在這樣做之後，你覺得怎樣？管理症狀的關鍵在於一致，那意味著要規律用餐：早餐、午餐、晚餐，以及在需要時吃點心。跳過一餐不吃會讓你感到飢餓、易怒，最後坐下來用餐的時候，很可能做出不明智的選擇。

　　我們都忙著過生活，但請你找出時間坐下來好好咀嚼並且享受食物。咀嚼有助於將食物分解為更適合消化的大小，並且傳送訊號給大腦，讓大腦知道消化流程即將開始。有份印度的研究發現咀嚼不足，牙齒較少以及吃辛辣的食物都會增加罹患大腸激躁症的風險[3]。

注意你的咖啡因攝取量

　　咖啡因是一種刺激物質，會增加腸道的活動，因此可能造成糞便鬆散及／或腹瀉，同時也會增加壓力荷爾蒙可體松（又稱皮質醇）的數值，因此如果壓力讓你的大腸激躁症症

3　S. S. Khayyatzadeh et al. (2018), 'Dietary behaviors in relation to prevalence of irritable bowel syndrome in adolescent girls', *Journal of Gastroenterology and Hepatology*, 33 (2), pp.404–10

狀加劇，很可能也是因為如此。

　　目前的建議是每天避免喝超過三杯的咖啡或茶，但請記得不同的飲料所含的咖啡因量也有所不同。一杯 200 毫升（7 液盎司）的濃縮即溶咖啡含有 90 毫克的咖啡因，一杯滴濾咖啡含有 140 毫克的咖啡因，而一杯中等濃度的茶則含有 40 毫克[4]。

　　另外別忘了，其他食物當中也含有咖啡因，例如巧克力，一條 50 克（1¾ 盎司）的黑巧克力當中，約含有 33 毫克的咖啡因，同等重量的牛奶巧克力則含有 12 毫克的咖啡因。在使用成藥時，也請看一下當中的成分。有些乙醯胺酚和布洛芬類的止痛藥也會添加咖啡因來增強效果。有份 2014 年的研究報告，發現標準劑量的止痛藥當中加入 100 毫克的咖啡因，就能讓止痛效果增加少量但顯著的 5% ～ 10%[5]。

　　……還有拋棄那些氣泡飲料改喝水吧！

4　Gloucestershire Hospitals NHS Foundation Trust (2020), 'Fluid and caffeine intake for bladder and bowel health', www.gloshospitals.nhs.uk/media/documents/Fluid_and_caffeine_intake_for_bladder_and_bowel_health_GHPI0533_02_20.pdf

5　C. J. Derry, S. Derry, R. A. Moore (2014), 'Caffeine as an analgesic adjuvant for acute pain in adults', *Cochrane Database of Systematic Reviews*, doi.org/10.1002/14651858.CD009281.pub2

　　碳酸飲料，包括氣泡水，都含有氣體，會讓你原本就已經敏感的腸道脹氣。不只是因為氣泡飲品可能含有咖啡因，還有無糖版本通常都含有山梨糖醇，這種成份在其他無糖點心（例如口香糖）與瘦身產品當中也會使用。山梨糖醇不容易被腸道吸收，具有造成腹瀉的效果，所以如果你有腹瀉的問題最好要避免攝取。

　　由於人體當中有90%都是水，因此攝取足夠的水分才能讓腸道發揮良好的功能。水能夠幫助食物通過消化道，也能讓腹瀉的人免於缺水。你每天應該喝八大杯液體（約1.5～2公升／2½～3½品脫）。最好是水，或是其他不含咖啡因的飲料，例如花草茶。如果水會讓你脹氣，請不要一次喝下一整杯，而是要分散在一天當中少量攝取。

　　你也要留意酒精的攝取量。酒精會讓腸道敏感，阻礙腸道吸收食物當中的營養素，會造成缺水，以及糞便鬆散或腹瀉的問題。目前的指引提到，無論男性或女性，每週固定的攝取量都不該超過14單位。更確切地說，14單位等於3½公升（6品脫）中等濃度的啤酒，或是10小杯紅酒[6]。

6　NHS.uk (2018), 'Alcohol Units', www.nhs.uk/live-well/alcohol- support/ calculating- alcohol- units/#:~:text=men%20and%20women%20are%20 advised,as%2014%20units%20a%20week

注意你的纖維素攝取量

　　我們的飲食都需要包含纖維素，對大腸激躁症的患者來說，攝取適量與種類適當的纖維素相當重要。攝取過多單一種類的纖維素可能會讓腹瀉或放屁等症狀加劇，而攝取過少纖維素則可能造成便祕不適。

　　纖維素是一種碳水化合物，是蔬菜、水果、穀類無法被消化的部分。就是這種無法消化的特性，成為正常腸胃道運作與大腸激躁症等異常腸胃道運作的關鍵。纖維素能夠增加食物的體積，幫助消化，預防便祕，幫助我們覺得更有飽足感，有助於益菌在腸道當中生長。其他更多的健康好處還包括降低腸道癌症的風險、心血管疾病、第二型糖尿病。

　　或許最重要的一點，是纖維素可分為兩種：

- **水溶性纖維：**這種纖維能夠溶於水中，形成果凍狀的質地，讓消化速度變慢，也會讓糞便較柔軟，體積較大，較容易排出體外。如果你有便祕問題，這種纖維可能對你很有幫助。
- **非水溶性纖維：**這種纖維無法溶解在水中，較為堅硬也較多纖維，通過腸胃道時移動速度較快，能夠幫助其他食物與液體跟著迅速移動。

我需要多少纖維素，以及如何攝取？

目前英國的健康指引當中，建議成年人在健康的一餐當中，應包含30克（1盎司）左右的膳食纖維，女性為25-30克，男性則為30-35克。例如，兩片全麥麵包含有約5克的纖維。

雖然每個人的症狀都有所不同，但基本原則就是，如果你有大腸激躁症，請避免攝取非水溶性纖維。水溶性纖維的耐受度較佳，對大腸激躁症的患者是最好的。重要的是必須逐漸調整攝取的量，才能夠評估對你最有效的方式。

良好的水溶性纖維來源包括燕麥麩、大麥、堅果、種子、豆類，以及去皮的一些水果與蔬菜。非水溶性纖維來源包括了全穀物類，例如全麥麵粉製成的義大利麵、布格麥、糙米等等。

如果你正在飲食當中增加纖維的攝取量，最好循序漸進增加。在短時間內加入大量的纖維素很可能會導致脹氣與放屁。指引建議一開始每天約攝取3-4克的纖維素，之後再慢慢增加，以避免脹氣[7]。

7　D. H. Vasant, P. A. Paine, C. J. Black et al. (2021), 'British Society of Gastroenterology guidelines on the management of irritable bowel syndrome', *Gut*, doi.org/10.1136/gutjnl-2021-324598

如果你確實出現放屁或脹氣的情形，可以考慮攝取
燕麥（例如，早餐燕麥片或燕麥粥）以及亞麻籽
（每天最多一匙）。

盡量烹飪鮮食

現成的食物或許相當方便，但對大腸激躁症的患者來說
可能是個雷區。一般來說，這類的食物含有大量的糖、鹽、
脂肪，含有的纖維素卻很少。有份2018年的研究顯示，飲
食當中攝取大量高度加工食品與飲品的成年人，罹患大腸激
躁症的風險較高[8]。從頭開始烹飪你的餐點讓你較能掌握當
中的成分，以及你出現的症狀。如果你時間有限，那麼可以
試著煮一些起來保存，之後再分食。

讓你的腸道維持在薄荷的環境中

薄荷（Mentha piperita）幾世紀以來都用於舒
緩一些小問題，例如頭痛、感冒，以及讓口氣維持

8　L. Schnabel et al. (2018), 'Association Between Ultra-Processed Food Consumption and Functional Gastrointestinal Disorders: Results from the French NutriNet-Santé Cohort', *American Journal of Gastroenterology*, 113 (8), pp.1217–28

清新。但現在出現的有力證據顯示，從薄荷樹提煉的精油「薄荷油」，有助於緩解大腸激躁症。

據信薄荷能對腸道平滑肌發揮解痙、放鬆的功效。腸道平滑肌就是負責透過蠕動讓食物移動的肌肉。薄荷還有其它功效，例如減少內臟的敏感程度，並具有直接抗微生物與抗發炎的效果。此外，研究顯示薄荷油能夠對整個腸道發揮作用，包含食道、胃、小腸、膽囊、結腸[9]。唯一的問題，是如果你有胃食道逆流的問題，那麼使用薄荷時要特別留意。

研究也顯示，腸溶膠囊能夠讓薄荷油通過胃，直到小腸才溶化，有助於減輕腹部疼痛，減少放屁與脹氣的情形。有個針對九份研究報告的整理提到，在726位研究對象當中，服用薄荷油膠囊的患者裡，有69%的人症狀減輕了，服用了安慰劑的患者中，症狀減輕的只有30%[10]。

9　N. Alammar et al. (2019), 'The impact of peppermint oil on the irritable bowel syndrome: A meta-analysis of the pooled clinical data', *BMC Complementary and Alternative Medicine*, 19 (1), doi.org/10.1186/s12906-018-2409-0

10　R. Khanna, J. K. MacDonald and B. G. Levesque (2014), 'Peppermint oil for the treatment of irritable bowel syndrome: A systematic review and meta-analysis', *Journal of Clinical Gastroenterology*, 48 (6), pp.505–12

　　薄荷油膠囊是在藥局可以購得的成藥，但和其他藥物一樣，請你先和醫師討論過後再服用。膠囊不應被破壞或咬開，因為薄荷油可能會刺激口腔或食道，而非腸溶性的薄荷油膠囊很可能會造成火燒心，或是讓這個問題惡化。

　　身為偏好喝薄荷茶的人，我也建議在進行內視鏡檢查後的二十四小時內隨時飲用，能夠減少內視鏡造成的脹氣痙攣問題。薄荷茶是絕佳的平滑肌放鬆劑，能夠透過阻斷腸道鈣離子通道而發揮作用。

FODMAP 飲食法：
你必須知道的事

　　如果你嘗試過上述的飲食原則，卻效果不彰，那接下來的步驟就是和醫師討論 FODMAP 飲食法。這種飲食法最早是由澳洲墨爾本蒙納許大學科學家研發的，現在在全世界各地都廣泛使用，作為控制大腸激躁症的有效飲食法。

　　FODMAP 代表可發酵性的寡糖、雙糖、單糖以及多元醇（fermentable oligosaccharides, disaccharides, monosaccharides and polyopls）。這些都是短鏈的碳水化合物或糖，存在於我們攝取的許多食物當中，例如某些水果、蔬菜、豆類、人工甘味劑以及某些加工食物。

問題在於我們人體很難消化這些食物。FODMAP食物很難被小腸吸收，會直接進入大腸當中，在大腸裡被細菌發酵。這會產生氣體，讓原本就已經敏感的腸道擴張，造成脹氣、放屁、不適、疼痛。FODMAP飲食也會讓水分被汲取到大腸當中，造成腹瀉。

簡單來說，FODMAP飲食是一種個人化的飲食法，你可以避開會引發症狀的FODMAP食物，並且用其他易於消化的食物來代替。研究顯示FODMAP飲食在減輕大腸激躁症症狀的成功率高達70%。

儘管低FODMAP飲食法獲得各方稱譽，但研究報告顯示，大腸激躁症的飲食法也具有同樣的效果，同時限制也較少，也不需要在營養師的指示下即可進行。大腸激躁症的飲食法基本上就是我上面提過的：也就是少量多餐，不要跳過任何一餐不吃，限制咖啡因的攝取量，一天不超過三杯。我一開始請患者採取大腸激躁症的飲食法，之後再用FODMAP飲食法對付頑強的症狀。這主要是因為嚴格限制的飲食對人體的微生物群基因體並不好，絕對不該持續超過八週，否則會有營養不良的風險。同時，這也是令人望之卻步且不容易遵守的飲食法，必須要排除許多美味的蔬果；此外，同時也要有營養師的持續監督，才能夠避免營養不良的風險。

哪些是高 FODMAP 食物？

　　這不是一份明確的清單，只是要讓你有概念知道哪些種類的食物為高 FODMAP 食物。加工食品與飲料當中的成分在各國可能有所不同，這也是為何你只該在有營養師指導的狀況下採用 FODMAP 飲食法。

- **水果**：果乾、蘋果、水蜜桃、梨子、李子、果汁
- **蔬菜**：朝鮮薊、蘆筍、青花菜、花椰菜、大蒜、韭菜、洋蔥
- **乳製品與替代品**：牛奶、優格、豆漿（以整顆大豆製成）、煉乳、奶水（或稱淡奶）
- **蛋白質**：豆類、有些加工的肉品、家禽、海鮮
- **麵包、義大利麵、穀物類製品**：那些由小麥、裸麥、大麥製成的食品
- **糖與甘味劑**：含有蜂蜜與山梨糖醇等人工甘味劑的食品和飲料

哪些是低 FODMAP 食物？

- **水果**：葡萄、奇異果、草莓
- **蔬菜**：茄子、胡蘿蔔、小黃瓜、甜椒、馬鈴薯、番茄

- **乳製品與替代品**：硬乾酪、無乳糖牛奶、用大豆蛋白製成的豆漿
- **蛋白質**：蛋、烹調清淡的肉、家禽、海鮮
- **麵包、義大利麵、穀物類製品**：不含小麥、大麥、裸麥的麵包（只不過用斯佩爾特小麥麵粉製成的酸麵團也屬於低FODMAP食物）
- **糖與甘味劑**：黑巧克力、白糖、楓糖漿

我該怎麼開始？

如果你曾經用谷歌搜尋「大腸激躁症與飲食」，就會知道FODMAP飲食法出現的結果有非常多筆，網站還會列出所謂的「安全」食物，該避免的食物，甚至是食譜。

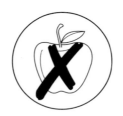
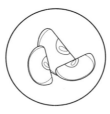
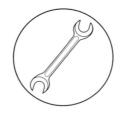

限制高FODMAP食物，並且採用低FODMAP的替代方案　　再度慢慢加入高FODMAP食物　　採用個人化的飲食法以利對症狀進行長期的自我控制

FODMAP飲食法的三個階段

　　這裡要提醒大家注意一下：雖然直接排除造成問題的食物非常有用，但是FODMAP飲食法並非到此為止。這其實是一種複雜的三階段過程，必須在有營養師指導的情況下才能進行，因為營養師能夠檢視你的個別症狀與飲食需求，協助你正確執行飲食法的三個階段。如果你貿然自己去做，很可能會缺乏重要的營養素或是太快加入高FODMAP食物。

　　請醫師替你轉介給擅長FODMAP飲食法的營養師。如果你想要自行尋找營養師，你可以到自由接案營養師的網站上搜尋，這個網站和英國營養師協會共同經營的（參見延伸閱讀與資源）。

　　FODMAP飲食法並非一體適用的全面排除式飲食法，並不是消除生活中所有的高FODMAP食物就好，而是在和營養師合作的過程當中，找出哪些是會引發症狀的FODMAP食物，哪些是沒有影響的食物（因此你可以繼續食用），以及找出你可以長期採用的個人化計畫。

- **第一階段：**這個階段會限制所有高FODMAP食物的攝取，持續進行四到八週，看看限制攝取是否能夠減輕大腸激躁症的症狀。這個階段必須有組織有規律地計畫該吃什麼。很重要的一點，是不要讓自己在這個階段缺少重要的維生素和礦物質。你應該用低FODMAP

食物取代高 FODMAP 食物，例如把食譜當中的高 FODMAP 洋蔥替換成低 FODMAP 的細香蔥。

- **第二階段：**在這個階段中，要慢慢在飲食當中再度加入高 FODMAP 食物。如果你發現自己的症狀在第一階段有所改善，很可能會覺得把這些造成不適疼痛的食物加回餐盤上，實在是做白工的事。然而，這個階段非常重要，能夠找出哪些高 FODMAP 食物會造成你的問題，以及你能夠耐受的量。營養師會引導你該加入哪些食物，何時加入多少，不過這個階段會持續八週左右。

- **第三階段：**在找出誘發症狀的食物後，你就可以進入最終階段。這裡的目標是要和營養師合作，在他的建議下，找出能夠讓你盡量維持「正常」的飲食方式，也就是健康與均衡的飲食，同時避免會誘發症狀的特定 FODMAP 食物。

適合大腸激躁症的運動

提到運動，我們大部分的人能做的就是多動一點。全世界有超過四分之一的人（約十四億成年人）沒有足夠的運動

量[11]。

　　運動對健康有許多好處：如果這是一種處方／藥錠，那麼每個人都會想要；但留給我們自己執行時，就做得不夠多。運動能夠幫助我們維持健康的體重，對骨骼肌肉有益，也能夠減少罹患心血管疾病與癌症的風險，同時也對心理健康具有很大的益處。但為什麼運動對大腸激躁症的患者來說很重要，對腸道整體健康來說也很重要呢？

　　你運動的多寡會影響腸胃道的活動。身體活動能夠促使血液流入腸胃道負責蠕動的肌肉當中，幫助肌肉收縮，並且運送在腸道中的食物。

　　氣體是消化的副產品，運動也有助於迅速排出氣體。2004 年時，有八位健康勇敢的受試者自願讓大量的混合氣體打入小腸當中，在他們的直腸處放了一個接收器，分別測量他們進行飛輪運動與休息時排出的氣體量。研究人員發現在兩小時的期間內，受試者休息時排出的氣體比打入的氣體

11　World Health Organization (2020), 'Physical activity', www.who.int/ news-room/ fact- sheets/detail/ physical-activity#:~:text=Adults%20aged%20 18%E2%80%9364%20years&text=may%20increase%20 moderate%2Dintensity%20aerobic,week%20for%20additional%20health%20 benefits

少10%，但在運動時，排出的氣體則比打入的還多[12]。

　　有關大腸激躁症患者的研究發現，規律的運動有助於預防便祕[13]；有些證據甚至顯示運動能夠促進腸道微生物的生長，有利短鏈脂肪酸的產生。這些脂肪酸能夠減少發炎，降低發炎疾病的發生機率，例如第二型糖尿病、肥胖、心血管疾病。

　　許多來找我的患者都是年輕父母，小孩隨時會從腳邊跑走，他們蠟燭兩頭燒，同時要兼顧工作和育兒。雖然他們過著這種步調瘋狂的生活，自己卻不會運動。這裡的運動指的是每天至少進行二十分鐘中等強度的運動，增加心跳速率，臉有些泛紅，稍微流汗，有一點喘。每天二十分鐘就有助於提升整體的體力，恢復精神的活力，甚至能幫助他們一夜好眠。我總是會特別提到運動，因為那是健康生活的一部分，能夠避免肥胖以及相關的癌症與健康問題，因此非常適合投資這些時間。

12 R. Dainese et al. (2004), 'Effects of physical activity on intestinal gas transit and evacuation in healthy subjects', *American Journal of Medicine*, 116 (8), pp.536–9, doi.org/10.1016/j.amjmed.2003.12.018

13 A. J. Daley et al. (2008), 'The effects of exercise upon symptoms and quality of life in patients diagnosed with irritabbowel syndrome: A randomised controlled trial', *International Journal of Sports Medicine*, 29 (9), pp.778–82

最後但也同樣重要的，是運動為心理健康帶來的好處。運動能夠促進腦內啡的分泌，也就是大腦在接收壓力與痛苦時釋出會讓人「感覺良好」的化學物質。腦內啡是天然的止痛劑，能夠影響我們的心情，讓我們覺得更積極。

我該做多少運動？

根據目前的指引，十九到六十四歲的成年人一週應該從事中等強度的運動五次，每次半小時，再加上每週兩次高強度的運動[14]。快走、健行、雙人網球、跳舞等為中強度運動。瑜珈、皮拉提斯、仰臥起坐、彈力帶運動等為高強度運動。

哪些類型的運動
適合大腸激躁症患者？

不要太執著於該做什麼運動，而是你**想要**做什麼運動。如果你喜歡某項活動，就會固定去做，無論是每天早上吃早餐前去散步，或是和朋友一起在Zoom進行線上運動課程。

14　NHS.uk,　'Exercise'，www.nhs.uk/live-well/exercise/

如果你不知道怎麼開始，可以從一些溫和的運動著手，例如散步。其他不錯的運動還有：

- 自行車
- 游泳
- 瑜珈
- 太極

有些患者告訴我他們因為腹部的問題，因此不再去健身房。在這種情況下，即使是快走或者做些重訓都能夠幫助你度過治療計畫與症狀管理。每次只要有病人來跟我說他們回去健身房，或是再度開始跑步，我都非常高興。

四個讓你能從運動中獲益最多的訣竅

1. 計畫運動前與運動後的餐點：試著避免在運動前後攝取任何引發症狀的食物。
2. 攝取足夠的水分：請喝水而不要喝咖啡等刺激性飲料。同樣的，攝取含咖啡因的氣泡飲料也可能造成放屁或是糞便鬆散。
3. 帶著你需要的所有藥品。
4. 知道最近的廁所在哪裡：如果你在戶外運動，在規劃路線時，請找出最近的廁所。大英國協廁所

地圖網站上，詳細列出了超過一萬一千間公共廁所，也就是英國各地可用的廁所[15]。

腸道的感受：
大腸激躁症的心理與整體療法

大腸激躁症不容易診斷，處理起來也非常有壓力，不只是身體方面的壓力，心理方面也不遑多讓。患者經常出現典型的焦慮與憂鬱症狀。

我們往往在詢問患者病史時，看著他們訴說著症狀如何影響日常生活，說著說著情緒就來了，甚至哭了出來。有些患者甚至會因為出現症狀而需要請假，結果在工作方面遭到懲處。還有人在接受治療並且回想起自己初次看診時，才突然明白，知道自己當時的情緒非常低落；另外，也有患者表示建立關係非常不容易，因為揮之不去的腸道症狀讓他們自尊心低落。我發現和患者討論大腸激躁症會造成的情緒影響，經常會讓患者恍然大悟，因為他們沒有把身體症狀和心理狀態連結起來。

15　Great British Toilet Map, www.toiletmap.org.uk

　　如果你曾遵照醫師的指示服藥，在治療一年之後，這些處方藥物也無法改善你的症狀，那麼可能就會被轉診去進行「心理介入療法」。在英國，英國國家健康與照顧卓越研究院推薦醫師在這種狀況下替患者轉診，包含進行催眠療法（參見第三章〈催眠療法〉），或是認知行為療法（參見第三章〈認知行為療法〉）[16]。

　　我有一位患者是罹患大腸激躁症的年輕男性，他有腹部疼痛的問題，不管我們用什麼藥都起不了作用。他總是一開始對藥物有反應，覺得有些好轉，但不久之後症狀又會出現。幾個月之後，我將他轉診給心理師進行談話治療。在進行三次的療程之後，他就覺得自己的症狀有所改善，發現比較能夠控制自己的症狀，最後就可以完全擺脫藥物，他更擬訂出一套運動療法，讓他在過去三年來都用這種方式維持得很好。當然他偶爾還是有脹氣和不適的情形，但現在已經有辦法應付了。

　　我的病人當中，也有些人透過正念療法（參見第三章〈正念〉）達到良好的成效。我看見了每位患者的心路歷程，包含經歷評估、治療試驗到後續的症狀自我管理。他們

16　NICE (2008), 'Irritable bowel syndrome in adults: Diagnosis and management', www.nice.org.uk/guidance/cg61

變得更了解自己的身體，像是身體和食物之間的關係，以及情緒對症狀的影響（例如壓力相關的疼痛或噁心）。簡單的正念技巧就讓他們更能控制自己的症狀，因此我們會談到呼吸法或是冥想。

此外，我往往會轉介患者去接受催眠治療或是針灸，在傳統療法成效不彰或是無法耐受的狀況下尤其如此。我通常會推薦針灸給有疼痛障礙或大腸激躁症的患者，雖然不是對每個人都有效，但這是種風險不高且安全的治療方式，能夠改善腸躁症患者疼痛、焦慮、憂鬱的問題[17]。2020年時，有份中國的隨機控制實驗結果顯示，用針灸治療大腸激躁症的效果比用聚乙二醇溶液（一種瀉藥）更好，效果可以持續長達十二週[18]。

說到運動，許多患者都在規律做瑜伽或是皮拉提斯之後，症狀就減輕了。我相信這些好處全都來自腸腦軸線，以及我們人體能夠向下管理壓力的能力。

17　Rome Foundation, 'Acupuncture Treatment for the Disorders of Gut–Brain Interaction (DGBI): A Report from China', www.theromefoundation.org/acupuncture- treatment-for-dgbi/

18　L. Pei, H. Geng, J. Guo et al. (2020), 'Effect of Acupuncture in Patients With Irritable Bowel Syndrome: A Randomized Controlled Trial', *Mayo Clinic Proceedings*, 95 (8), pp.1671–83

即使你之前沒有診斷出焦慮症或憂鬱症，也不要不經思考就錯過接受心理介入療法的機會。接受轉介或是自行尋求協助都是非常值得的：這些都是能夠幫助你管理症狀與病況的行為策略，有許多證據顯示這麼做非常有幫助。

很重要的一點，是我要說並非每一種療法都適合每個人。如果你試了一種後發現行不通，請你回去請教醫師，解釋為什麼對你來說行不通，並且討論替代方案。

腹式呼吸法

注意呼吸是一種簡單且能放鬆身體的方式，讓你狂飆的心緒平靜下來。研究顯示，這種深呼吸法稱為腹式（或是橫膈膜式）呼吸，有助於消除壓力這種誘發大腸激躁症症狀的關鍵因素[19]。

橫膈膜是拱形的肌肉，位於肺的底部。我們吸氣的時候，橫膈膜會收縮，讓胃向外移動，讓空氣能夠吸入肺中。呼氣的時候，橫膈膜會放鬆，胃又會恢復到原本的位置。相較於激烈運動時較短淺的

---

19 X. Ma et al. (2017), ‘The Effect of Diaphragmatic Breathing on Attention, Negative Affect and Stress in Healthy Adults’, *Frontiers in Psychology*, 8, doi. org/10.3389/fpsyg.2017.00874

胸式呼吸，橫膈膜較有效率，能讓更多空氣進入肺
中。

　　請在一天開始與結束時花一點時間練習腹式呼
吸。一開始你可能會覺得有些奇怪，但請不要過度
執著在動作上，並且有毅力地做下去：你練習愈多
次，就會變得愈自然。

1. 請鬆開任何緊繃的衣物，仰躺下來。請讓膝蓋維
   持彎曲，雙腳相距40公分（16英吋），並且在
   膝蓋下方放一個枕頭作為支撐。
2. 溫和地將左手放在胸口，右手放在肋骨下緣。
3. 緩緩地透過鼻子呼吸，讓胃能夠上升。
4. 緩緩噘嘴吐氣，讓自己的胃能夠下降。
5. 重複同樣的動作五到十次。

為什麼睡眠很重要？

　　疼痛、不適、需要如廁、壓力等等，不意外地讓40%
的大腸激躁症患者難以入眠。大腸激躁症經證實與睡眠品質
不佳及睡眠干擾有關。

　　失眠者出現腸道問題的比例多於一夜好眠的人。同樣
的，有腸道問題的人，出現慢性失眠問題的比例也比腸道健

康者高。儘管兩種問題的重疊性很高，我們仍不清楚是哪種問題先出現。

　　整體而言，我發現大腸激躁症的患者需要許多時間才能入睡，往往都是因為腹部不適，或是日間過度疲勞。事實上，有文獻指出，大腸激躁症症狀嚴重程度與健康相關生活品質分數降低，都和睡眠品質不良有關。

　　有趣的是，褪黑激素這種用來治療時差與睡眠問題的藥物，經證實也對治療大腸激躁症症狀有幫助。褪黑激素是由消化道的腸嗜鉻細胞製造的。腸道當中的褪黑激素濃度比血液或是松果體中都高。松果體是一種豌豆形狀的腺體，位於大腦當中，目前我們還不清楚這種腺體的作用，只知道這種腺體負責分泌與調節包含褪黑激素在內的荷爾蒙。

　　褪黑激素曾被當作大腸激躁症的療法研究，因為褪黑激素扮演了調節腸道運動的角色，以及可能具有抗發炎的特性。經證實每天服用3毫克的褪黑激素，就能夠減輕大腸激躁症患者的腹痛問題，但仍不是醫師指引中所列的大腸激躁症療法。目前仍須進一步的研究才能驗證褪黑激素的長期效果，以及對中樞神經系統、睡眠、腸道活動的影響。

　　若希望擁有較好的睡眠品質，請你試試看以下的建議：

- **避免在快要就寢時吃大餐**：人體要消化完整的一餐，需要花上八小時的時間。
- **請維持規律的就寢時間**：利用週末「補眠」實在令人難以抗拒，但若要有規律的生活作息，那麼維持規律的就寢與起床時間就非常重要。
- **寢室當中不要有螢幕**：手機、平板、電視發出的藍光會干擾你的生理時鐘，也就是人體內在的時鐘，讓你難以入眠。如果你很淺眠，請你考慮使用能夠完全遮光的窗簾，讓你不會看到清晨的光線。
- **避免用酒精助眠**：雖然喝幾杯紅酒可能讓你覺得比較放鬆有睡意，但是酒精會影響你的睡眠週期，讓你隔天提早醒來並且覺得疲勞。

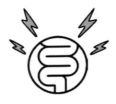

第 9 章

面對糞便的現實：
關於腸道運動，你必須知道的事

　　便便。大便。上大號。排便。解決生理需求。提到糞便
這回事，就不怎麼有禮貌，因此這終究是大家的禁忌話題，
跟那些會令人尷尬的疾病和問題被歸在同一類。

　　在這個主題上保持沈默或許是件有禮貌的事，但卻可能
讓你的健康遭受風險。我們可以從排便習慣得知整體的健康
狀況，因此很重要的一點是要知道「正常」的排便是什麼感
覺，看起來及聞起來如何，這樣在你發現微小的異常狀況時
就能夠去就醫。

坦白說出口：那些想知道
但因太尷尬而難以啟齒的排便大小事

　　本章討論的內容，都是大家該討論卻不討論的事。健康
的糞便該是什麼顏色？什麼顏色表示有問題？我應該多常去

上廁所？上廁所有正確與錯誤的方式之分嗎？你會在這裡找到一些答案，再加上一些直接的建議和小訣竅，希望能夠從此消除糞便這個主題的污名。

到底什麼是「排便」？

排便就是消化過程的最終步驟，也就是從肛門把糞便排出消化道。把我們攝入卻未能消化的廢棄物以及新陳代謝的廢棄產品排出體外，是非常自然的行為。雖然這是很自然的事，但排便其實是個很複雜的動作，需要腸道、大腦、神經系統、肌肉骨骼系統的合作。

你看到的糞便當中有75%都是水分，你可能會覺得很驚訝。至於其他組成都是消化道中的細菌與細胞、脂肪、纖維、黏液、膽汁，最後一項讓糞便通常呈現棕色。

我該多常排便？

這是我平常最常被問到的問題，但這個問題沒有標準答案。「正常」的範圍其實很廣，但有份2010年的研究，發

現98%的人,排便次數介在每天三次到每週三次之間[1]。

　　造成排便次數改變的因素,包含年齡、飲食、用藥、體能活動,因此沒有統一的標準。或許最極端的例子,是我曾經看過一位病人是兩週都沒有排便,另外有一位罹患嚴重潰瘍性結腸炎的男士,每天要跑廁所二十趟。

　　最重要的是,你要了解自己的排便頻率,才能得知對你來說什麼才是「正常」的。如果你排便的次數變多了,或是根本不排便,那麼或許就是該就醫的時候了。

我的糞便應該是什麼顏色的?

　　這是我經常從病人那邊聽到的問題。糞便有多種不同深淺的棕色、綠色、黃色,這些都被認為是正常的糞便。

　　糞便的顏色會受到飲食的影響,以及當中含有的膽汁量影響。膽汁的色素會在腸道當中移動,會受到酵素的化學作用變化,從綠色變成棕色。然而,有時候糞便的顏色可能意味著嚴重的腸道問題。

1　S. A. Walter et al. (2010), 'Assessment of normal bowel habits in the general adult population: The Popcol study', *Scandinavian Journal of Gastroenterology*, 45 (5), pp.556–66, doi.org/10.3109/00365520903551332

- **鮮紅色或酒紅色的糞便：**這些顏色（以及黑色的糞便，請見下方）是我們最應該留意的，因為這表示當中有血液。紅色或是酒紅色的血液通常是來自下消化道，表示當中有出血點。這種情況需要立刻就醫，因此請儘快聯絡你的家庭醫師安排進一步檢查。

- **紅色糞便：**紅色糞便可能是來自下消化道的血液，例如痔瘡或是損傷。也可能是嚴重疾病造成的，例如結腸炎或癌症。含有紅色色素的食物，例如甜菜根、蔓越莓、番茄汁或湯，紅色果凍或飲料，都可能會造成糞便呈現鮮紅色。

- **綠色糞便：**這很可能是綠色葉菜、綠色食用色素以及鐵劑造成的。然而，這也可能意味著食物迅速通過腸道，因此膽汁沒有足夠的時間進行分解。

- **像高嶺土一樣的白色或淺色糞便：**這很可能是某些藥物造成的，例如次水楊酸鉍。另外，這也可能是糞便當中缺乏膽汁的結果，意味著肝臟、膽囊、胰臟附近的膽管阻塞。

- **黃色、油膩或有惡臭的糞便：**這意味著糞便當中含有過多的脂肪。這有可能是吸收不良的病症造成的，例如乳糜瀉。

- **黑色糞便：**這很可能表示胃、右結腸、上消化道有出

血的跡象，是另一種需要迅速就醫的嚴重病徵。如果你正在服用鐵劑、含次水楊酸鉍的藥物（例如kaopectate 或 Pepto-Bismol），或是黑色的利口樂喉糖，也可能會出現黑便。

為什麼我的糞便有難聞的味道？

糞便通常不會讓人聯想到好聞的味道，但通常也不會難聞到讓你側目。偶爾你會發現自己的糞便會因為所吃的食物而出現難聞的味道。同樣地，出現這種情形時你不需要擔心。

我們的飲食會改變腸道細菌，進而影響糞便的味道。接著細菌會產生不同的氣體，尤其是硫這種物質，是最難聞也是令人最不愉快的味道。我們都知道如果一個晚上狂喝，喝了太多含酒精的飲品，往往隔天早上會出現難聞帶有酸味的糊狀糞便，這些都是硫酸鹽造成的。

然而，硫是飲食當中的必要元素，十字花科的一些蔬菜（青花菜、甘藍、抱子甘藍）、乳製品、蛋、加工肉品等等，都會明顯增加我們排放含硫氣體的量。像葡萄糖胺、軟骨素等一些補充品也含有較多的硫酸鹽，因此大腸當中的細菌就會將這些轉

化為含硫的氣體。往往攝取愈多含硫酸鹽的食物，就有愈多硫能讓腸道當中的細菌轉化為含硫氣體，造成刺鼻的氣味。

難聞的糞便也可能意味著有腸道問題，包含乳糖不耐症、乳糜瀉或胰臟疾病造成的脂肪吸收不良、困難梭狀芽孢桿菌等腸道細菌感染，以及發炎性腸道疾病。

最重要的是：糞便可能很難聞，但如果你發現自己糞便是長時間出現難聞的氣味，那麼最好去請教你的家庭醫師。

排便時，
實際上會發生什麼事？

排便是從出生開始就會進行的活動，一開始不受意識的控制。但從小時候接受如廁訓練開始，我們會學著控制這種自然的便意與尿意，只在社會能夠接受的情況下排尿或排便。多數時候，除非在年紀較長之後遇到排便的問題，否則我們都不會多加留意。

在消化的過程當中，大腸會將液態的糞便變成你排便時的固態糞便。接著蠕動（大腸當中波浪狀的肌肉收縮）會將

腸道內的東西推向直腸。當直腸裝滿時，肌肉中的聰明細胞伸張受器會傳送訊號給大腦，讓我們知道要去上廁所。但如果你忙著做某件事，不方便排便時，例如正在開會或是早上正在通勤時，直腸壁會放鬆，因此這個訊號就會暫時消失。

然而，如果遇到應該排便的時候，你就要留意這個訊號，並去找最近的廁所方便。你蹲或坐在便器上時，腹部肌肉會收縮，同時慢慢向下壓，這就是你想去上廁所時的那種緊繃感。

肛門周圍有兩圈肌肉。內層稱為肛門內括約肌，會自動維持常閉的狀態，只有在排便時才打開。外圈稱為肛門外括約肌，如果你不想排便的話，可以自行使其關閉，這就是你在抵達廁所之前努力「憋著」的那種熟悉感受。

還有另外一條相關的肌肉，就是提肛肌，這是一條像吊索一樣的肌肉，從直腸背面連接到骨盆正面的骨骼。這條肌肉能夠在你不想排便時，讓肛門維持緊閉。在排便時，肛門外括約肌和提肛肌會放鬆，糞便就從直腸進入肛門後排出體外。

你坐得舒服嗎？坐馬桶的正確姿勢

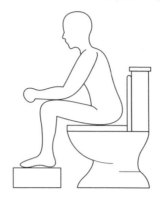

1. 務必讓你的膝蓋高於臀部
2. 向前傾，將手肘放在膝蓋上
3. 腹部向前挺出
4. 打直腰桿，讓脊椎維持一直線

使用馬桶的姿勢
有正確或錯誤之分嗎？

我們都知道，排便時涉及許多因素。但或許最重要的活動是放鬆提肛肌。放鬆這條肌肉能夠打開肛門直腸角，也就是讓直腸打直，骨盆下沈，讓排便更容易。

近年來，關於姿勢如何影響排便，以及需要打直肛門直腸角才能輕鬆排便的討論非常多。在一份研究報告當中，研究人員比較亞洲、中東、南美常用的蹲式馬桶，以及西方的

坐式馬桶，得到的結果是蹲式廁所較為舒適有效率[2]。然而，研究評估的對象只有三十人，這些人也沒有腸道問題。

　　這個有關如廁角度與姿勢的新焦點，也讓馬桶墊腳凳、梯凳、蹲式馬桶等有助排便的產品逐漸崛起。許多人會用馬桶墊腳凳，這種產品具有各種不同的外觀與高度，你家浴室裡很可能就有一個。

　　我的建議是什麼？這些產品確實能夠讓直腸通道維持較有利的排便角度，比較不需要用力排便。只要你按照說明使用且合用，也沒有關節炎或是髖部問題，用起來就無傷大雅。

將排便視為首要之務：
每次排便都成功的訣竅

- **這是很自然的事，所以不要覺得尷尬**：腸腦軸線點出了身心連結與排便之間的重要關係。許多人極度害怕使用公廁，或是公共場所的設施。主因通常是覺得尷

2　D. Sikirov (2003), 'Comparison of straining during defecation in three positions: Results and implications for human health', *Digestive Diseases and Sciences*, 48 (7), pp.1201–5, doi.org/10.1023/a:1024180319005

尬，許多女性患者都跟我坦承這點。排便是我們所有人自然的生理需求。每個人都必須排便，這個行為沒什麼丟臉的。

- **別趕時間**：在你空出時間洗澡、刷牙、沖泡起床後第一杯咖啡的同時，請將上廁所時間也納入晨間例行事項當中。讓自己擁有十分鐘的時間，好好利用身體自然腸道收縮力道最強的時候，最好的時間是安排在早餐之後。請把手機調靜音，也千萬不要試圖想把手機帶進廁所。
- **別拖延**：不斷延後上廁所的時間可能會造成便祕，所以請聽從身體「想上廁所的呼喚」。試著在你想上廁所時就馬上去，不要忍住或是延後去上廁所。請好好利用身體的訊號與提示，這樣才能讓你的排便更規律。
- **消除壓力**：我們都知道壓力和排便習慣之間有著複雜的連結，所以試著在廁所當中創造平靜私密的環境。

利用深呼吸等消除壓力的活動，並且專注在身體上，就能夠順利排便。

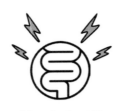

第 10 章
你可以詢問醫師的問題

　　或許在你罹患大腸激躁症的旅程當中，最重要的一步就是去看醫生。如果你害怕看醫師後的結果，我會說你並不孤單。我的許多病人都曾說過，他們第一次看醫生之前都覺得非常緊張。

　　但請你切記，有了精準的診斷，才能進行適當的治療，幫助你應付症狀。你愈快得到精準的診斷，治療過程就愈快開始，當然在和支持你的醫師談話過後，你也會覺得鬆了一口氣。

　　在我初次問診一位病人的時候，病人說到落淚的情形也不罕見。初診時會詢問詳細的健康資訊，以及症狀對家庭、工作、社交生活造成的影響。病人在回想起之前就診的情形，有時候甚至是往返醫院好幾年，那種挫折感讓他們忍不住落淚。然而，在初診結束時，患者經常會說他們覺得好受很多，因為有人聽他們說話，讓他們能夠有計劃地繼續走下去。

一個成功的故事

　　有個例子讓我印象特別深刻：有位女士花了五
年的時間看一般科醫師，又看了好幾位專科醫師，
希望能夠治癒讓她束手無策的腹瀉問題。

　　在她進門的那一刻，我就知道她已經山窮水
盡，來找我已經是她的最後一搏了。在進行各種檢
查之後，發現她的問題是膽酸吸收不良，後續在進
行適當的治療後，她又能奪回生活的主控權。我永
遠都忘不了她跟我說自己彷彿換了一個人一樣，在
最後一次就診離開時，她的臉上洋溢著光彩。

　　本章的重點在於讓你做好初次就診的準備，告訴你一些
實用的小技巧，例如事前可以做什麼、在醫師問診時可能會
討論的內容有哪些、後續可能會採取哪些治療措施。

　　如果你曾經看過醫師，結果卻失望地離開，請不要沮
喪。你應該去尋求第二意見。你可以試著去看不同的醫師，
並且利用本章當中的小技巧，讓你下一次求診時能有收穫。
診斷正確的第二意見很可能改變你的一生。

什麼時候該去看醫生？

　　看了本書之後，你現在應該已經很熟悉大腸激躁症的症

狀、可能的風險因子與治療方式，讓你能夠好好處理這個病症。沒有人應該忍受大腸激躁症帶來的疼痛與不適。

請你問問自己：你的症狀影響到日常生活了嗎？例如工作、人際關係、你的社交慾望，以及離家出門的時間？你之前曾努力想控制症狀卻不成功嗎？如果答案是肯定的，那麼這就表示你該去就醫，和醫師討論你的健康問題。

一般外科或是專科：我該看什麼醫師？

對大部分的患者來說，你的家庭醫師一定是首選。他們應該能夠診斷大腸激躁症，你最初的治療通常也會在他們的監督下進行。如果治療無效，那麼你的家醫科醫師可能就會幫你轉診給腸胃科專科醫師。如果你出現任何需要進一步檢查的警訊症狀，那麼第一次看家醫科醫師時，他就會這麼做。

如果你覺得自己的症狀還是會造成問題，那麼也可以請家庭醫師幫你轉診。需要等待的時間取決於當地醫院的服務；或者另一個選擇就是採用私人醫療服務。你也可以自行轉診給私人醫師。我經常發現大家透過口碑的推薦比在網站上搜尋更有用。你會發現其實許多人都曾經有大腸激躁症的問題，只是你之前沒注意過而已。

透過三個步驟，
讓你就診時發揮最大效益

透過下列幾個階段，你就能夠讓就診發揮最大效益。

第一階段：準備

- **寫下來：**在你就診之前，請養成記錄自己症狀的習慣，記錄類別、頻率，以及整體而言經歷這個症狀多久了。這樣你就可以在醫師問診時，查看這些資料，儘可能讓醫師了解整體的病況。

- **提醒自己羅馬準則IV**（參見第一章）：你的症狀是否包含在準則當中？同時也應該看看布里斯托大便分類法（參見第19頁），找出自己典型的糞便類型。你的醫師應該非常熟悉這個表格：英國國民保健署的大腸激躁症診斷與處理指南，推薦專業醫療從業人員運用這個指南來建立排便的習慣[1]。

1　National Institute for Health and Care Excellence (2017), 'Irritable bowel syndrome in adults: Diagnosis and management', www.nice.org.uk/guidance/cg61

- **別忘了記錄症狀對生活品質的影響**：必須待在離廁所不遠的地方，這意味著長途搭車讓你極為焦慮？或是你的腹部疼痛讓你在工作日時經常分心？請把這些告訴醫師，讓他們能夠完整了解這些症狀對你造成的影響。

- **提及你的飲食與用藥**：你是否曾經嘗試採用排除某些食物的飲食法？如果是，請你記下一天當中通常吃什麼，排除哪些食物不吃，以及這種飲食法造成的影響。同時請攜帶目前用藥的清單前往就診，清單中也要納入你服用的成藥或中藥。

- **你要和醫師討論的有很多？那麼請預約兩個時段**：有份 2017 年的研究報告發現，英國家醫科醫師的看診時間在歐洲敬陪末座，通常家庭醫師和患者談話的時間只有九分鐘多一點[2]。如果你的醫療史洋洋灑灑，症狀很多，或是覺得需要額外的時間，那麼就請你直接和醫師預約兩個時段。

2　G. Irving, A. L. Neves, H. Dambha-Miller et al. (2017), 'International variations in primary care physician consultation time: A systematic review of 67 countries', *British Medical Journal Open*, 7 (10), doi.org/10.1136/bmjopen-2017-017902

第二階段：診療期間

- **需要額外的支持？請找一位朋友一起去：**如果你覺得
  很不安，找一位信得過的朋友或伴侶一起去吧。請注
  意，在說明自己的症狀時，請由你來發言，不過你可
  以事先和朋友討論就診時想說的重點，這樣如果你忘
  了提到某個重點，他們就能提醒你。

- **你們可能會討論的內容：**完整且坦白地說明症狀相當
  重要：有哪些症狀，什麼時候開始出現的，持續多
  久，加上對你的生活品質有什麼影響。醫師也應該詢
  問你的家族病史，目前採用的飲食法與服用的藥物。

  　請在談到排便習慣時，不要覺得尷尬。約有20%
  的失禁患者只有在被問到時，才會說自己有失禁的問
  題[3]。醫師受過非常專業的訓練，相信我，我們之前
  都聽過這些了。我們需要了解完整的情形，才能夠做
  出正確的診斷與建議適當的治療方式。

- **我需要進行體檢嗎？**你的醫師會對你進行一些檢查，
  包括檢查腹部肌肉的軟硬度與鼓脹程度。如果你有直

3　NICE (2017), 'Irritable bowel syndrome in adults: Diagnosis and management', www.nice.org.uk/guidance/cg61

腸出血的問題，很可能需要進行直腸指診，這可能令人有點害怕，但這其實是個簡單迅速的檢查。

- **我可能會接受哪些檢驗：**你可能會接受下列的血液檢驗：

  - **全血細胞計數（FBC）**是相當常見的篩檢，用來診斷與監測一些問題[4]。全血細胞計數的目的在於檢視血液當中血球的種類與數量，包括紅血球、白血球、血小板。白血球數量的增加稱為白血球增多症，很可能是細菌感染或發炎造成的。白血球數量過少稱為白血球減少症，可能是病毒感染等問題造成的。

  - **紅血球沉降速率（ESR）**可用來診斷與發炎相關的疾病，例如克隆氏症。這種檢驗測量紅血球細胞沉降到試管底部的時間。沉降速度愈快，發炎的程度就愈高。

  - **C反應蛋白（CRP）**這種血液檢驗用來診斷造成發炎的病症。C反應蛋白是肝臟製造的：濃

---

4 Association for Clinical Biochemistry and Laboratory Medicine (2020), 'Full Blood Count (FBC)', labtestsonline.org.uk/tests/full-blood-count-fbc

度過高代表有發炎的情形。

- ○ **全免疫球蛋白A（IgA）與組織轉谷氨醯胺酶 IgA抗體（tTG）血液檢驗**，主要檢查乳糜瀉患者血液當中的抗體[5]。只有在檢查前幾個月前攝取含有麩質的食物，檢驗結果才會準確，所以如果你採用無麩質飲食的話，請務必告知醫師。
- ○ **其他血液檢驗：**很可能會視你的症狀而進行，例如，進行甲狀腺功能的檢驗。醫師也可能叫你攜帶糞便樣本進行感染或潛血檢驗。

第三階段：接下來做什麼？

你被診斷出大腸激躁症後，醫師應該和你討論可能的治療方式，選擇時應基於症狀的本質與嚴重程度進行。談話時也應該討論到你該如何，以及其自助對於處理大腸激躁症的重要性，包括整體生活作息、體能活動、飲食等等。

5　NHS.uk (2018)，‘Examples: Blood tests’，www.nhs.uk/conditions/blood-tests/types/

在診療結束之前，請確立你的診療計畫，以及後續的回診時間。大腸激躁症很少在幾次回診後就能解決，相反地，需要花上好幾個月的時間來處理症狀。時常檢視調整治療計畫，最後才能達到最佳的療效。

如果你有不確定的地方，不要害怕發問。身為專業醫療人士，我比較希望病人能在離開診間之前弄清楚療程。很重要的一點是，如果你對於症狀有任何疑慮，請務必發問，因為每個人的狀況都有所不同。對有些人來說，可能是希望在不久之後的婚禮上不要覺得脹氣不舒服；另外有些人則是覺得工作時經常跑廁所很尷尬；另外有人則是覺得吃飯之後無法克制地大聲打嗝會影響到社交生活。

尋求第二意見，
以及如果治療無效該怎麼辦

如果你不滿意就診後的結果，請你一定要說出來。很重要的一點是診療是種雙向的行為，你有權尋求第二意見，例如詢問其他醫師對於同一種手術的看法，或是請求轉診給專科醫師。

同樣的，如果你覺得治療計畫沒什麼幫助，甚至在服藥的狀況下症狀還惡化的話，請你回去和醫師建立良好的關

係，同時請他將你轉診給專科醫師。在請求轉診時，你不一定要選擇家庭醫師的建議人選。你可以自己研究，同樣的，其他患者的口頭推薦通常是很好的選擇。

<u>十個詢問醫師的重要問題</u>

1. 我需要轉介給腸胃科醫師嗎？
2. 有任何成藥有助於治療我的症狀嗎？
3. 我的飲食狀況如何，我需要做任何不一樣的事嗎？
4. 你所開立的治療有什麼好處和風險？
5. 有沒有什麼我該注意的副作用？
6. 我的症狀多久後會改善？
7. 我需要來回診嗎？如果需要，什麼時候要回診？
8. 如果我的症狀有變，或者惡化的話，需要聯絡你嗎？
9. 有什麼其他警訊症狀是我必須留意的？
10. 有沒有任何支持團體或是其他能夠提供協助的資源？

結語

　　對那些為大腸激躁症所苦的人來說，我們現正啟程邁向光明的未來。現在我們可以廣納腸道微生物群基因體的大量研究，並以有效的方式實際運用，同時逐漸深入了解或接受大腸激躁症。大腸激躁症不再被視為「功能性」且不值得醫學界關注的問題，它開始受到注意且廣受矚目，更重要的是獲得承認。

　　我寫這本書的目的，是要獻給許多初診時感到挫折、情緒化、被忽視、輾轉求診的患者，他們後來都再度成為充滿力量、笑容、鬆了一口氣且有自信的妻子、丈夫、女兒、兒子、家庭成員。我希望每一位病人與閱讀本書的人能了解永遠都有可行的方式存在。

　　我深信在 2020 年 12 月時，看到了第一本針對大腸激躁症管理的美國腸胃臨床指引這件事情，就證實了上述所言。不久之後在 2021 年 4 月，英國腸胃科協會也推出了大腸激躁症管理的指南，這本指南的前一版在 2007 年推出，歷時許久才出現更新。更振奮人心的是，有人提出建議，應該每四年就修正這些指南一次，而不是像之前一樣十四年才更新一次。我感到非常興奮，期待了解未來能有哪些可用的治療選

擇。

　　這些準則讓我想起了在醫學院的日子，當時我們正在學習如何詳細地詢問病史與替病人檢查。似乎許多醫師都忘了這種基本功，因此 2021 年的指引再次強調這些簡單的事實。在醫學方面，成功的關鍵就是醫病關係，這不會在初診完就結束。這是一段你和醫師會共同攜手走過的旅程，這位醫師會願意了解你、你的狀況、你擔心的事，同時也會提供多種治療方式。

　　是的，大腸激躁症是一種正面的診斷。是的，大腸激躁症不會讓我們死亡。是的，罹患大腸激躁症與其他疾病的人都需要傾聽身體的聲音，在尋求醫療協助時，更要仔細聆聽自己身體的聲音。

　　我們可以期待未來出現客製化的治療方式，來因應我們的飲食、運動、心理健康、微生物群基因體。最終透過腸道能夠讓我們窺見整體的健康狀態。我希望本書能夠讓你向前邁進，讓你能夠全盤掌握自己的大腸激躁症，甚至是更廣的整體健康。

　　我想要和你分享醫學之父希波克拉底的五句話，我想他根本是一位腸胃專科醫師。或許這些會成為值得你思索的素材，能夠慢慢咀嚼，但這些同時也是在傾聽腸道感受時的基本原則：

1. 所有的疾病始於腸道。
2. 就像食物會造成慢性病一樣，食物同時也是最強而有力的治療方式。
3. 了解疾病發生在什麼樣的人身上，遠比瞭解一個人有什麼疾病重要。
4. 患者必須和醫師攜手共同對抗疾病。
5. 讓食物成為你的藥，藥物成為你的食物。

延伸閱讀及資源

大腸激躁症及其他功能性腸道疾病的基本資訊

1. 亞太地區胃腸病學協會 Asian Pacific Association of Gastroenterology（APAGE）：為國際組織。www.apage.org
2. 加拿大胃腸學會 Gastrointestinal Society：提供加拿大胃腸學會對腸胃道及肝臟的資訊及研究。www.badgut.org
3. 加拿大消化健康基金會 Canadian Digestive Health Foundation：提供加拿大在大腸激躁症及其他消化道症狀的最新研究。www.cdhf.ca
4. 澳洲腸胃協會 Gastroenterological Society of Australia：專業組織，同時提供患者專業訊息及資源。www.GESA.org.au
5. 英國腸胃健康 Guts UK：英國慈善機構，提供消化系統疾病協助。www.gutscharity.org.uk
6. IBS Network：英國大腸激躁症慈善機構。www.theibsnetwork.org
7. 印度胃腸病學會 Indian Society of Gastroenterology：專業組織。www.isg.org.in
8. 國際胃腸道疾病基金會 International Foundation for Functional Gastrointestinal Disorders：總部於美國的慈善機構。www.aboutibs.org
9. Pakistan Society of Gastroenterology and GI Endoscopy：專業組織。www.psgpak.org
10. 羅馬基金會 Rome Foundation,：組織宗旨為改善功能性腸胃障礙患者的生活。www.theromefoundation.org
11. South African Gastroenterology Society：專業組織，同時提供患者專業訊息及資源。www.sages.co.za
12. 歐洲胃腸病學聯合會 United European Gastroenterology：由歐洲醫學專家及各國學會組成，專注消化系統健康的非營利組織。www.ueg.eu

大腸激躁症指引

1. 美國腸胃道學會American College of Gastroenterology：**ACG臨床指引：大腸激躁症管理**（***ACG Clinical Guideline: Management of Irritable Bowel Syndrome***）。

   journals.lww.com/ajg/Fulltext/2021/01000/ACG_Clinical_Guideline__Management_of_Irritable.11.aspx

2. 英國胃腸病學會British Society of Gastroenterology：**大腸激躁症管理指南**（***Guidelines on the Management of Irritable Bowel Syndrome***）。www.bsg.org.uk/clinical-resource/ british- society- of- gastroenterology- guidelines-on-the-management-of-irritable-bowel-syndrome/

3. 英國國家健康與照顧卓越研究院National Institute for Health and Care Excellence (NICE)：**成人大腸激躁症：診斷與治療**（***Irritable bowel syndrome in adults: Diagnosis and management***）最後更新為2017年。www.nice.org.uk/guidance/cg61

大腸激躁症治療與生活方式

1. 英國行為和認知心理治療協會British Association for Behavioural and Cognitive Psychotherapies：提供經協會認可的認知行為療法治療師名單。www.cbtregisteruk.com

2. 英國正念法協會British Association of Mindfulness-Based Approaches：提供合格正念教師名單。www.bamba.org.uk

3. 英國飲食協會－自由營養師小組British Dietetic Association Freelance Dietitians Group：提供已註冊之營養師名單。www.freelancedietitians.org

4. 倫敦國王學院King's College London：由研究人員調整適合英國人的低FODMAP飲食。www.kcl.ac.uk/lsm/Schools/life-course-sciences/departments/nutritional- sciences/projects/fodmaps

5. 蒙納許低FODMAP飲食Monash Low FODMAP Diet：澳洲蒙納許大學網站，最早研發低FODMAP飲食。www.monashfodmap.com

6. 英國國家催眠療法協會 National Council for Hypnotherapy (NCH)：提供已註冊催眠治療師名單。www.hypnother-apists.org.uk/therapist-finder

有用的患者資源網站

1. 巴西胃腸病學聯合會 Brazilian Federation of Gastroenterology：提供患者專業訊息及資源。www.campanhas.fbg.org.br/saude-digestiva

2. 梅約診所 Mayo Clinic：總部位於美國的非營利組織，提供健康資訊及治療等相關訊息。www.mayoclinic.org/patient-care-and-health-information

3. MedlinePlus：由美國國家醫學圖書館建立的健康訊息網站。www.medlineplus.gov

4. Patient：由英國健康專業人士審查，提供民眾確認症狀及健康資訊的網站。www.patient.info

致謝

我非常興奮地把「只是」從「大腸激躁症的診斷」之前移除，希望能夠讓數百萬名大腸激躁症患者能夠親身驗證。我想要感謝多年來遇到的所有患者，你們不僅讓我擁有充滿挑戰的經驗，也一起走過特別的旅程而從中學到許多。

我要由衷感謝企鵝藍燈書屋的 Lydia Yadi、Susannah Bennett、Kat Keogh，感謝他們給我這個機會來詳細說明大腸激躁症。他們的熱忱和在寫作本書時的專業引導讓我能夠暢所欲言，說明過去十年來在醫學界的經驗，許多都變得愈來愈好。

若沒有我在倫敦 Guy's Hospital 接受到的教誨與指導，就不可能完成這個計畫，這是我學習的起點。我要感謝擔任住院醫師時所在的 Boston City Hospital，在這裡培養了我對腸胃科的興趣。我最感謝哥倫比亞醫學中心腸胃科提供了傑出的研究醫師訓練，這是無可匹敵的。我在哥倫比亞的同儕、同事、主治醫師為我奠定了良好基礎，讓我之後擁有寬闊且多元的專長。當時乳糜瀉甚至被視為罕見疾病！我要感謝之前倫敦皇家醫院的腸胃科團隊，他們的洞見讓我成為英國的第一位腸胃科區域主治醫師，讓我能專注在大腸激躁症

（同時，還有其他腸道症狀）與內視鏡檢查，能提供院外患者良好有效率且無縫整合的照護。這在未來一定會改變患者的整體經驗，我對這點抱持著相當樂觀的看法。我也想感謝最近的同事，他們讓我在無意間體認到全方位的經驗是相當寶貴的一件事。

我要特別感謝親愛的爸媽，Umapada 和 Manjusree Das 醫師，感謝他們在我從醫的生涯中自始至終都全力支持我，也充滿了耐心、關愛和鼓勵。沒有他們，我就無法擁有這個美妙的出書機會。我多麼希望此時此刻能和他們共享這份榮耀。此外我也要特別感謝兩位很棒的女兒 Corinna 和 Katarina，她們不厭其煩且（幾乎）毫無怨言地聆聽我吹捧著小腸的美好，別具一格的息肉，還有新發現的腸道微生物群基因體及其多種可能性。她們再三閱讀我的手稿，讓我的各章慢慢成形。我相信他們也從中學到了很多。

最後，我要向我的摯友 Esther Valdez 與 Georginna Summers 醫師道謝，感謝他們的傾聽、支持與啟發我，讓我維持熱情並全方位地服務患者。我也要感謝多位女性的主治醫師同事與朋友，她們默默地體諒與支持日常生活當中所需的額外毅力。

我全心全意地享受撰寫本書的過程，希望大家在閱讀之後能覺得值回票價。

國家圖書館出版品預行編目（CIP）資料

駕馭大腸激躁症：腸躁症的你也能好好吃飯生活／
麗莎‧達斯（Lisa Das）著；游懿萱譯. -- 初版. --
臺中市：晨星出版有限公司，2023.06
面；　公分 . --（專科一本通；35）
譯自：Managing IBS
ISBN 978-626-320-455-3（平裝）
1.CST: 大腸激躁症　2.CST: 保健常識

415.56　　　　　　　　　　　　112005899

| 專科一本通 35 | 駕馭大腸激躁症：
腸躁症的你也能好好吃飯生活
Managing IBS |

歡迎掃描 QR CODE，
填線上回函

作者	麗莎‧達斯醫師（Dr. Lisa Das）
譯者	游懿萱
編輯	許宸碩
執行編輯	陳詠俞
封面設計	初雨有限公司（ivy_design）
美術設計	黃偵瑜
創辦人	陳銘民
發行所	晨星出版有限公司 407台中市西屯區工業30路1號1樓 TEL:（04）23595820　FAX:（04）23550581 E-mail:service@morningstar.com.tw https://www.morningstar.com.tw 行政院新聞局局版台業字第2500號
法律顧問	陳思成律師
初版	西元2023年06月15日　初版1刷
讀者服務專線	TEL:（02）23672044 /（04）23595819#212
讀者傳真專線	FAX:（02）23635741 /（04）23595493
讀者專用信箱	service@morningstar.com.tw
網路書店	https://www.morningstar.com.tw
郵政劃撥	15060393（知己圖書股份有限公司）
印刷	上好印刷股份有限公司

定價380元

ISBN 978-626-320-455-3